U0137151

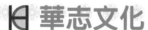

華志文化

養腎補腎
嚴選治療

中醫圖解，快速顧好生命之源

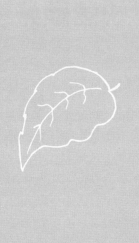

前　言

　　中醫認為，腎為作強之官，是生命之源。腎氣盛衰與人的生、長、病、老、死密切相關，因此，現代養生人士達成了一種共識，即養生必養腎。

　　那麼，怎麼養腎呢？最根本的就是保證腎陰、腎陽的充足與平衡，只有當腎藏之精充足，腎之「元陽」或「真火」才能發揮溫潤、營養全身各部組織器官和衍生後代的作用。一旦腎陰或腎陽不足，腎就「虛」了，就會累及全身，健康就會出現問題。這正是中醫所說的「**腎虛乃百病之源**」。

　　腎虛了還不簡單呀？「補」就可以了！也許有些人會說：現在市面上賣的補腎保健藥品那麼多，買一些服用就能治好腎虛。其實，這是一種錯誤的認識。腎元秉受於父母，是先天之本，是「補」不了的，日常所謂的「補」，其實就是培護僅有的腎氣，不至於過度耗散而已。那些買點「壯陽藥」就想補腎的，結果往往事與願違。

　　那麼，日常生活中該如何養腎護腎呢？如果腎虛了，又該怎麼辦呢？腎病纏身又該如何調治呢？患了慢性腎病，又不能天天上醫院找醫生，該如何進行綜合調治呢？鑑於此，我們策劃推出了這本《養腎補腎嚴選治療：中醫圖解，快速顧好生命之源》。本書以介紹腎的功能，腎虛、腎病的自我檢測、形成原因及補腎盲點等基本常識為切入點，對飲食養腎、運動養腎、經穴養腎方法做了細緻說明，並針對不同腎病患者的情況，提出簡便有效的保健方法，以便患者寓治於養，防病於未然。讓您學會如何辨別自己是否腎虛，是腎陽虛還是腎陰虛，從微小症狀開始，用正確的方法對症補養腎臟，使腎臟漸漸充滿活力，輕鬆趕走腎虛和腎病的襲擾。

養腎補腎嚴選治療：中醫圖解，快速顧好生命之源

此外，本書還針對不同群體，如老人、中年男女、少年兒童等，從養腎益全家的角度，提出了補腎養腎的方法。一書在手，讓您為自己及家人的身體築起一道健康的「防護牆」。

疾病三分靠治、七分靠養，腎病也是如此，本書可以為您提供全面的養腎護腎方法。但這裡也要負責任地提醒廣大讀者注意，本書中提到的食物、運動、經穴等調治方法，只適用於日常養腎護腎和慢性腎病患者。如果是急性腎病或嚴重腎病患者，請詢問專業的醫院接受治療。

【註】地支時間換算表

　　子時：2300～0100

　　丑時：0100～0300

　　寅時：0300～0500

　　卯時：0500～0700

　　辰時：0700～0900

　　巳時：0900～1100

　　午時：1100～1300

　　未時：1300～1500

　　申時：1500～1700

　　酉時：1700～1900

　　戌時：1900～2100

　　亥時：2100～2300

目錄

第四章　食物養腎：補腎益氣各取所需

第五章　經穴養腎，身體裡的養腎大藥

第六章　運動養腎，輕鬆健腎一籮筐

目錄

第七章 上有老下有小，養腎因人而異

第八章　腎性疾病，補養調治雙管齊下

第一章

腎為先天之本，養生必養腎

　　脾為後天之本，與之相對應，腎為先天之本。先天是指人體受胎時的胎元，《靈樞‧經脈》亦云：「人始生，先成精，精成而後腦髓生，骨為幹，脈為營，筋為綱，肉為牆，皮膚堅而毛髮長。」不難看出，「先天」是指稟受於父母的「兩神相搏」之精，以及由先天之精化生的先天之氣，是由遺傳而來。

　　腎為先天之本，是指腎的功能是決定人體先天稟賦強弱、生長發育遲緩、臟腑功能盛衰的根本。認識腎，弄清楚腎之所主，明白腎虛的原因，修正自己的養腎觀念，是養腎補腎的前提，也是關鍵。

第一節
識腎：作強之官，有「四主」

　　腎臟為「作強之官」，「作強」是什麼意思？儘管說法不一，但總體來看，與工匠有關係的觀點被很多人接受。古時候，「作強之官」管理的主要是一些實用技巧或發明創造等事務。所以，《黃帝內經》在為腎「加官晉爵」的時候，是將其看作創造生命的器官來認識的。

　　腎的主要生理功能為主精之藏，氣之納，骨之生，水之謝。

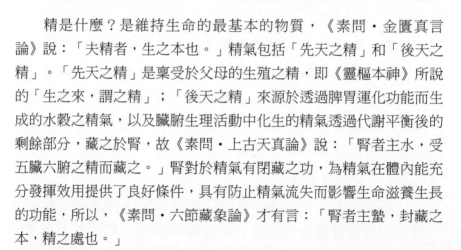

主精之藏，為何女人比男人老得快

　　精是什麼？是維持生命的最基本的物質，《素問・金匱真言論》說：「夫精者，生之本也。」精氣包括「先天之精」和「後天之精」。「先天之精」是稟受於父母的生殖之精，即《靈樞本神》所說的「生之來，謂之精」；「後天之精」來源於透過脾胃運化功能而生成的水穀之精氣，以及臟腑生理活動中化生的精氣透過代謝平衡後的剩餘部分，藏之於腎，故《素問・上古天真論》說：「腎者主水，受五臟六腑之精而藏之。」腎對於精氣有閉藏之功，為精氣在體內能充分發揮效用提供了良好條件，具有防止精氣流失而影響生命滋養生長的功能，所以，《素問・六節藏象論》才有言：「腎者主蟄，封藏之本，精之處也。」

　　《素問・上古天真論》說：「女子七歲，腎氣盛，齒更，髮長；二七而天癸至，任脈通，太沖脈盛，月事以時下，故有子；三七，腎氣平均，故真牙生而長極；四七，筋骨堅，髮長極，身體盛壯；五七，陽明脈衰，面始焦，髮始墮；六七，三陽脈衰於上，面皆焦，

髮始白；七七，任脈虛，太沖脈衰少，天癸竭，地道不通，故形壞而無子也。丈夫八歲，腎氣實，髮長齒更；二八，腎氣盛，天癸至，精氣溢瀉，陰陽和，故能有子；三八，腎氣平均，筋骨勁強，故真牙生而長極；四八，筋骨隆盛，肌肉滿壯；五八，腎氣衰，髮墮齒槁；六八，陽氣衰竭於上，面焦，髮鬢斑白；七八，肝氣衰，筋不能動，天癸竭，精少，腎臟衰，形體皆極；八八，則齒髮去。」

《素問·上古天真論》的這一段論述，明確指出了腎中精氣的主要生理效應是促進機體的生長、發育和逐步具備生殖能力。正是由於「先天之精」不斷地得到「後天之精」的培補，腎中精氣逐漸充盛，出現了幼年時期的齒更髮長、性徵出現等生理現象，這些一方面可以作為觀察腎中精氣盛衰的徵候，另一方面則可以作為防治某些先天性疾病、生長發育不良、生殖功能低下和防止衰老等的依據。

尿液的排泄雖由膀胱所主，但仍靠腎的氣化功能才能維持正常。因此，排尿異常的病症，如遺尿、尿頻、尿失禁、少尿、尿閉等，常與腎氣虛有關。生殖系統功能也受到腎功能影響，如腎虛則會出現陽痿、遺精、早洩等症；糞便的排泄，本是大腸的傳化糟粕功能，但也與腎的氣化、溫煦、封藏功能有關。因此，人在患腎病時，常影響到糞便的排泄。例如，腎陰虛，可致腸液枯涸而便祕；腎陽虛則大便溏瀉；腎的封藏失司時，則久泄滑脫。

主氣之納，上氣不接下氣重肺別輕腎

所謂的納，即固攝、受納之意。這裡說腎具有攝納肺所吸入的清氣，防止呼吸表淺的效用。那麼，前面我們說過肺主氣，這裡腎又納氣，二者的關係到底如何呢？這一點從《類證治裁喘症》中可以知曉，其曰：「肺為氣之主，腎為氣之根，肺主出氣，腎主納氣，陰陽相交，呼吸乃和。」

可見，納氣實際上是腎的閉藏之功在呼吸上的一種展現，所以，儘管人的呼吸由肺所主，但必須有賴於腎的閉藏，即納氣。而且進

一步的研究印證了《難經四難》「呼出心與肺，吸入腎與肝」之說，從這裡可以看出，呼吸均勻和諧必須使腎的納氣功能正常，所以，氣喘還跟腎的納氣是否正常有關，否則，就像很多會吸菸的人說那些不會吸菸而假吸菸的人，吸的是「過口菸」，菸沒有進入體內，只

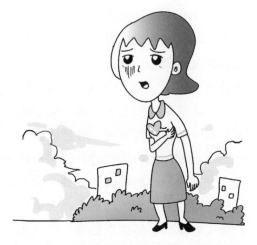

是在口腔內吸，又在口腔內就向外布散。當然，對於身體而言不可能完全沒有清氣進入體內，而是說比較淺和比較少而已。

主骨之生，腎不好容易患骨質疏鬆

說腎主骨生髓，這裡首先要弄清「髓」的內涵，《黃帝內經》將髓分為三種：腦髓、骨髓、脊髓。此三種髓，均由腎精所化生。因此，腎中精氣的盛衰，不僅影響到骨的生長與發育，而且也影響到髓的充盈和發育。

如何影響呢？從反面來看最為明顯，即腎精虧虛，骨髓化生無源，骨骼失其滋養。在幼兒就會骨骼發育不良或生長遲緩；在成人，則可見腰膝痠軟，步履蹣跚；在老年，則骨質脆弱，易於骨折等。從正面來看，則腎

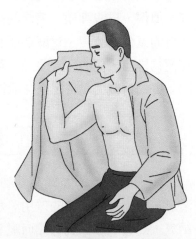

如果一個人腎精不足，則腎功能失常，骨骼將失去滋養。

精充足，髓化生有源，骨質得養，在幼兒則發育旺盛，在成人則骨質緻密，步履矯健，在老年人則多堅固有力，富有一定的韌性。

主水之謝，腎是體液代謝的「總開關」

　　水是生命之源，不僅因為它要供給人體生命所需要的水分，還在於它的正常代謝。就一般而言，人每天要喝約10杯水（約2000CC）。這些水喝下去後，都到哪兒去了呢？首先要輸送到各個器官供人體使用，使用不了的經代謝系統排出體外。

　　水代謝的過程跟腎有什麼關係呢？水喝進去之後透過腎陽的溫化、蒸化，連同其他各個臟腑的參與，將水輸送到全身的各個部分供人體利用。大體分為三個部分，一是被利用的水分；二是被利用過的代謝水分；三是多餘的水分。這些水分各有所安，被利用要留下的水分腎要「關」住，而代謝的水分和多餘的水分腎要「開閘放水」。一旦腎這個「總開關」出現問題，該打開的時候打不開，身體裡的水液不能正常代謝到體外，多餘的水留存在體內，人就會出現水腫等問題。相反，腎不好了，該關上的時候關不上，人體不能固攝水液，人就會出現遺尿、尿失禁等問題。

　　所以，生活中很多與水液代謝相關的問題，如水腫、排尿問題，都與腎密切相關。

第二節
原因：你的腎怎麼就「虛」了

生活越來越好，整天按時上班下班，腎怎麼就「虛」了呢？除了先天的因素之外，更多的是人們後天「養」成的，看上去很享受的生活方式，其實你並沒有補出好身體，反而壞了「健康大事」。了解腎虛的原因，一一迴避，對於預防、調治腎虛都有積極的意義。

原因一：先天不足「腎況」不佳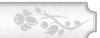

腎是生命之源，為先天之本。藏有先天之精，所以，在孕育之初，如果父母精血不足，多導致子女腎虛，發育遲緩，甚至疾病纏身。

舉個例說，腎精就好比植物的種子，種子品質要打了折扣，自然，收成就不好。對人體而言，身體生長發育就會有影響，而從內在來看，人的智力等就會受到影響。事實上，這一點，古人早就已經有所認識。明代著名醫學家汪綺石認為：「因先天者，指受氣之初，父母成年已衰老，或乘勞入房精血不旺，致令所生之子夭弱。」意思就是，如果懷孕的時候父母身體欠佳，體弱多病，或者是酒後行房，那麼，生下來的孩子就會有腎虛的問題，自然，隨著慢慢成長，腎虛的情況就會日益明顯。

當然，先天稟賦不足的孩子，如果後天餵養得法，也可以補先天精氣，減少疾病的發生。如果先天不足，後天失養，那麼易致形體瘦弱，發育遲緩，產生一系列健康問題。比如，有人生下來後，沒有頭髮或頭髮稀少，長大後也仍然稀疏難長；有人牙齒長得很晚；有的長到兩三歲後，仍站不穩，行走無力；有人滿週歲後，頭頸仍軟弱下

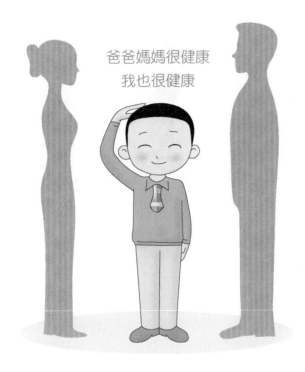

爸爸媽媽很健康
我也很健康

垂，咀嚼無力，時流清涎，手不能握拳。「五遲」（站立、行走、長髮、生齒、說話都比正常嬰幼兒要晚得多）「五軟」（頭項、口、手、足、肌肉均痿軟無力）「解顱」（頭縫裂開不合、前囟寬大）等症，這些都是先天稟賦不足、發育不良所致。

原因二：飲食不節，傷了脾胃累及腎

　　飲食不節會誘發腎虛嗎？通常我們知道，如果飲食不節，則常常會導致脾胃不好，但很少有說跟腎有關係的。事實上，二者關係甚大。脾胃為後天之本，氣血生化之源，食物是靠脾胃來進行消化的，飲食不節主要是損傷脾胃，導致脾胃升降失常，進而氣血生化不足，這樣化生的腎精就會不足，即中醫所說的腎氣失充，自然腎就虛了。

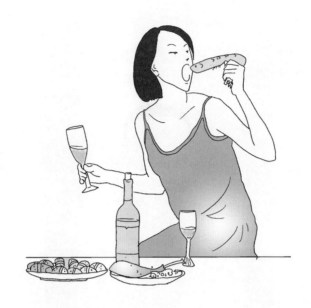

　　那麼，什麼是飲食不節呢？飲食不節有兩個方面的表現：一是量的問題，二是飲食結構的問題。從量上來看，就是吃得太撐，日常說飯吃七分飽，如果常常吃到撐得不行，那就影響健康了，當然，飽一頓餓一頓就更不行了。飲食結構指的是長期進食肥甘厚味、辛辣煎炸的食物，使臟腑生熱，脾熱熾盛，引起脾胃功能障礙。其他如飲食不規律、不衛生等，也會造成脾胃功能的損傷。

　　基於這個道理，《素問・上古天真論》提出「食飲有節」的養生方法，維護脾胃化源，其內容包括節飲食、忌偏嗜、適寒溫諸方面。《素問・藏氣法時論》中強調飲食要全面配伍，指出：「五穀為養，五果為助，五畜為益，五菜為充，氣味合而服之，以補精益氣。」

原因三：大量服藥，腎不能承受之重

　　日常生活中，很多人尤其是男人，動不動就認定自己腎虛了，需要「補」，儘管補的方式不少，但很多人都熱中於藥補，聽信宣傳，認為有效。但是藥三分毒。腎虛有陽虛和陰虛等不同類型，需要辨證

施治，在分不清腎虛類型的情況下亂用補腎藥物，比如腎陰虛的人服用了壯陽的藥物，腎陽虛的人服用了滋陰的藥物，不僅難以產生補腎的作用，而且會適得其反，加重腎虛狀況。

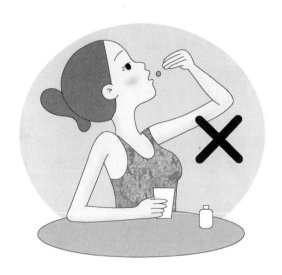

　　不僅補不好會腎虛，治不好也會出現腎虛，有些醫生沒有嚴格告知患者對藥效、藥量需控制，患者拿藥後，往往囑咐其「當開水喝」，這使得很多人長期大量服藥，給身體增加排毒的負擔，勢必對腎臟造成影響，使患者正氣受損，傷及腎臟，引起腎虛等問題。

原因四：氣血不暢，瘀血導致腎傷

　　氣血不暢實際上就是很多人在生活中說的「沒勁」，更為嚴謹、科學的說法，在中醫叫「不得氣」。事實上，人體除非生命結束，沒有完全不「得氣」的時候，往往展現的是氣血不足。為什麼會不足？堵住了。所以，以中醫病因來說，尤其是結合中醫經絡等來看，人們聽得比較多的是「陽虛血瘀」「氣虛血瘀」「氣滯血瘀」「濕濁血瘀」等詞。

經絡是氣血運行的地方。經絡損傷，氣血運行不暢，就容易導致腎虛。所以，從養腎護腎的角度看，應盡量避免身體產生瘀血。怎麼避免？外傷輕則傷及表皮，重則損及內臟，但無論是傷及表皮還是損及內臟，都會損傷脈絡，致使血液不循常道而溢出脈外變成瘀血，所以，外傷也容易引起腎虛。

可見，生活處處要小心，要避免外傷引起的瘀血，身上青一塊、紫一塊，不僅僅是身體受傷了，還傷害了腎。

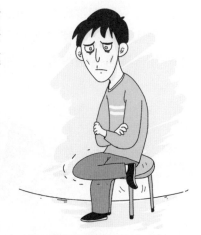

經絡損傷，氣血運行不暢，就容易導致腎虛。

原因五：風寒暑濕燥火成「殺手」

中醫把風、寒、暑、濕、燥、火稱為六淫，也有人將其歸結於氣，認為六淫太過則是六種邪氣，認為它們是讓人腎虛的外在因素，誠可謂「六淫所傷，窮必及腎」。

一般情況下，六淫是不會讓人致病的，但當六淫超過了人的承受能力的時候，人就會生病。以風邪傷腎為例來看，

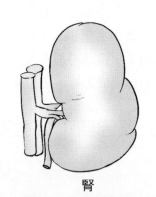

腎

《素問‧風論》曰：「腎風之狀，多汗惡風，面龐然浮腫，脊痛不能正立，其色火台，隱曲不利，診在肌上，其色黑。」腎風之證，常以腎系病變為主，證見多汗、惡風、頭面水腫、尿少等。明顯表現為腎主水液的功能失常而致水腫。

腎為水臟，又為水之下源，腎被邪傷，則水液氾濫。水能傷陽，

故水腫必致腎陽虛弱。腎風之證，若發展到《素問‧奇病論》所說的「腎風而不能食，善驚，驚已，心氣痿者死」，則類似現代醫學的腎衰竭。風邪犯腎，不獨風水之證。內耗其精，則為勞風；內傷腎絡，則見腰痛、骨痛、項脊背疼、耳聾、耳鳴、語言謇塞、半身不遂。

　　臨床上還有一些並非由體外侵入的，而是由於臟腑功能活動失調所產生的，能形成類似風、寒、濕、燥、火症候的邪氣，為了與外感六淫相區別，稱為內風、內寒、內濕、內燥、內火，屬病機範圍。

　　以內寒為例，內寒是陽氣虛衰、機能衰退的一種表現，又稱「虛寒」，其主要表現有畏寒肢冷、面色蒼白、嘔吐清水、下利清穀、倦怠喜臥、筋脈拘攣、局部冷痛等。因腎中藏有真陽，為一身陽氣之本，能溫煦全身臟腑組織。脾為後天之本，為氣血生化之源，主運化精微至各臟腑組織，並使陽氣達於肢體四末。故脾腎陽虛，失其溫煦作用，令身體表現虛寒之象，而其中尤以腎陽虛衰為主要症候。陽衰則相對陰盛，陰盛於內，則陽氣更為虛衰，兩者互為因果。

專家解答

遠離腎病，從排寒扶陽入手

　　寒氣是腎損害的罪魁禍首之一，看似毫不起眼，然而貽害無窮，為許多疾病埋下了伏筆。古往今來，著名中醫都非常重視寒氣的防治，中醫名典《傷寒雜病論》雖然包羅世間疾病，卻以「傷寒雜病」統之，就是這個原因。因此，要想跟本遠離腎臟病，就得以排寒扶陽入手。

原因六：情志太過不利於腎健康

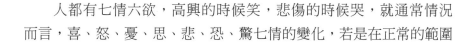

　　人都有七情六欲，高興的時候笑，悲傷的時候哭，就通常情況而言，喜、怒、憂、思、悲、恐、驚七情的變化，若是在正常的範圍

內，不會引起什麼病變。但是如果七情太過，就會引發腎功能障礙。

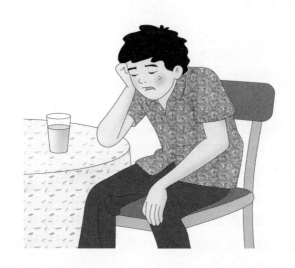

　　腎在志為恐，與驚相似但不同，前者是自知而害怕，後者則是因為不知道而突然受到刺激。為什麼會害怕呢？心藏神，神傷則心怯，心怯而恐。面對恐懼不同的人表現不同，那麼，影視劇裡那些嚇得屁滾尿流是真是假呢？從生理的角度講，這種情況是會發生的。《素問‧舉痛論》說：「恐則氣下，驚則氣亂。」又說：「驚則心無所倚，神無所歸，慮無所定，故氣亂矣。」「恐則氣下」，是指人在恐懼的時候，上焦的氣機閉塞不暢，氣迫於下焦，而又不能藏納，收攝不住自然就會發生遺尿的情況。

　　因此，平常無論有病無病，都要使自己處在「恬恢虛無」的狀態，只有這樣才能「精神內守」，使身體氣機調和，「陰平陽祕」對於情志不遂、肝氣鬱結所致的氣機不暢病例，在治療腎病的同時，也應注意治病求本。可服用疏肝理氣之品。如中成藥加味逍遙丸、疏肝和胃沖劑、柴胡疏肝丸、血府逐瘀丸等可在醫生的指導下酌情服用。玫瑰花泡茶既有疏肝又有涼血化瘀之效，可謂物美價廉。

原因七：過勞過逸，腎「兩頭受氣」

　　工作、生活兩不誤，要求得一個平衡。就生活的藝術而言是如此，就養生而言也是如此。所以，並不是說成天遊玩、清閒就養生，也不是整天工作就相當於鍛鍊身體了。勞逸失當傷身還傷腎。就強度而言，不可太過，飯吃七分飽，力用七分好。盡量避免竭盡全力去做什麼事。在時辰上，建議跟著太陽學養生，日落而息，日升而作。

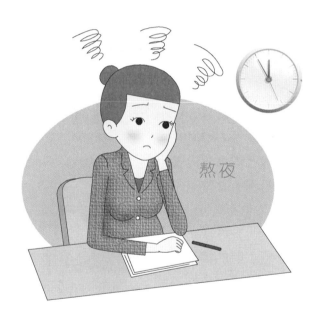

熬夜

　　這裡要特別提及的就是房事過勞易傷腎，如果一個人房事過於頻繁，男子可出現滑精、早洩、陽痿等症；女子則會出現月經不調、白帶增多等症，嚴重的話還會導致懷孕困難或者流產。所以，有節制是養腎中一個重要的關鍵。

第三節
盲點：養腎先補腦，觀念不對越補越虛

中醫理論認為：「腎為先天之本。」但人們存在很多誤解，比如，養腎都是男人的事，跟女人有什麼關係？養腎是剛結婚的年輕人的事，跟我一個老頭子有什麼關係？腎虛了哪有那麼麻煩，吃點壯陽藥不就萬事大吉了嗎？更有甚者，認為日常忙工作，適當憋憋尿還能鍛鍊膀胱等器官，工作健身兩不誤，有何不好？解除困惑，讓你養腎護腎少走「錯路」。

錯誤觀念一：男人「不行」就補腎

補腎，彷彿成了很多男人養生的主題。絕大部分男人都堅定不移地相信，自己的「雄風不在」，肯定是腎虛，也因此，腎虛成了很多人在性生活「不行」時的擋箭牌。對此，不少腎內科的專家也頗為無奈，「許多本應該去男性專科的患者，卻以為自己得了腎虛，跑到腎病專科來」；而不少男醫科專家都曾接診過這樣的病人，起初感覺性愛時力不從心、尿頻、小便不乾淨，就以為是腎虛了，亂補壯陽藥

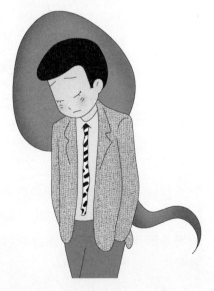

後病情加重，出現小便灼熱、尿道有疼痛感等症狀，反而延誤了治療。

這裡要特別說明一下，中醫講的腎虛是一個症候群的概念，它包括很多種症狀，但並不是說只要出現這些症狀就是腎虛。判斷是否是腎虛需要經過望聞問切「四診和參」，全面分析之後才能定奪。拿出汗來說，很多人一遇到出汗多、頻繁如廁、腰膝痠軟、性欲下降等症狀，就懷疑自己腎虛了。事實上，腎虛、胃氣虛弱、濕熱不清、寒邪入內等都會導致出汗。而且，除了腎虛之外，可能還合併有更嚴重的其他症狀，如果只把眼睛盯在腎虛上而忽視了其他的，就可能貽誤病情。

最後，再次強調一點，有點症狀就擔心腎虛，這種認識是不正確的。實際上，某大學一項針對七百多名ED（勃起功能障礙）患者的調查顯示，只有32%的人是因腎虛引起的。如果隨意在街邊成人用品店購買壯陽藥，會加重病情的發展。

錯誤觀念二：腎虛，壯陽藥一吃就靈

性是夫妻幸福的潤滑劑，夫妻之間骨子裡都很在乎性能力的成敗。但他們往往不會因為性能力的問題去醫院治療，認為是丟面子的事，還不如吃一些所謂的神奇壯陽藥。所以一些商家抓住人們的這個心理，大肆宣揚自己的產品可以提高男人的性能力。也因為這些類似廣告的誤導，使消費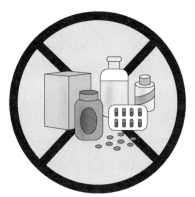者以為補腎藥就是「壯陽藥」，認為「一吃就靈」。

其實，補腎分為滋陰和壯陽兩方面。顧名思義，滋陰就是滋養陰液，壯陽指的是溫腎補陽。從這裡我們可以明顯看出：補腎包括壯陽，而壯陽卻不一定能補腎。也正是因為這兩方面的原因，中醫認為腎虛分為腎陰虛與腎陽虛兩種。談到腎陰虛與腎陽虛，我們都知道「陰陽」是道家學派的理論，為什麼中醫也要提到「陰」與「陽」

呢？

　　《景岳全書》對中醫做過這樣精闢的總結：「醫道雖繁，而可以一言以蔽之者曰陰陽而已。」很冷的冬天為什麼要喝薑湯暖身？或許你覺得這是個天經地義的事情，殊不知，這個「天經地義」已經符合了陰陽制約的道理。中醫認為腎氣也分為陰陽兩種，原本的陰陽兩氣是平衡的，但是由於環境、自身壓力等多方面的原因，使得這兩股陰陽之氣失去了平衡。有的人腎陰氣較厲害，吞併了腎陽氣，使得自身陰陽兩者變得不和諧，就出現腎陽虛；而有的人腎陽氣勢力較強，打敗了腎陰氣，人體則出現腎陰虛。這時雖然都是腎虛，但是重點卻不同，所以所用調理方式也應該不同。

　　有這樣兩位腎虛患者，老王和老李，他們原是朋友。老王吃某廠家的壯陽藥物後，腎虛治癒了，於是他把這種藥物介紹給老李。老李吃後，非但沒有痊癒，反而病情越來越嚴重，使得一對本來很好的朋友，漸漸出現了嫌隙……這是為什麼呢？

　　兩人雖然都是腎虛，但老王多表現為腰膝冷痛、夜尿多、小便清長、喜熱怕涼、懶動等，他是典型的腎陽虛，那麼就需要壯陽，要多補陽氣。怎麼補陽氣？多曬太陽，多吃壯陽的食物，如羊肉、兔肉等，這種壯陽藥物對老王有效。老李則表現為腰膝痠軟、頭暈目眩、口乾、盜汗、潮熱、心煩氣躁等，他是腎陰虛，需要滋陰，卻吃了壯陽藥物，效果當然要適得其反。拿太極兩儀圖來說明這個問題，一個圓裡有兩條游動的魚，一條白魚為陽，一條黑魚為陰，白魚佔的面積越大，黑魚的面積就越小，本來黑魚的勢力範圍就小，這個圓已經不能平衡了，可是老李卻不滋陰使黑魚的面積變大，只一味地壯陽，使白魚的面積越來越大，違背了陰陽兩極相互制約的自然規律，圓的和諧被打破了，腎自然就越來越不健康。後來建議他改吃滋陰的藥物，加上飲食調理，如多吃鴨蛋、蚌肉、甲魚等，很快老李的病也就治好了。

　　「冰凍三尺，非一日之寒」，補腎也一樣。身體的滋補是一項「潤物細無聲」的系統工程，養腎切忌圖快，應該注重溫和進補，

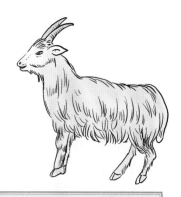

靠的是我們平時生活一點一滴的累積，比如冬天多吃點滋陰壯陽的食物：羊肉、鴨肉等；愛美的女人最好不要穿低腰褲等。如果盲目求快，那樣只能使精氣神虧虛加劇，而結果是「偷雞不成，反蝕一把米」。

錯誤觀念三：房事過度婚後才補腎

前一陣子，李伯伯覺得上下樓梯比較吃力。結果去醫院，出乎他意料的是，醫生讓他補補腎，他有些哭笑不得地自語：「補腎？那不是剛結婚的年輕人的事嗎？一個老頭子補什麼腎？」

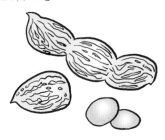

經過醫生進一步說明，李伯伯才知道，原來，腎主骨生髓，是主骨骼的，兒童為什麼容易得軟骨病？究其根本原因是因為腎氣不足，腎氣不充盈，所以才讓兒童多曬太陽，補充腎氣。一般來講，人的腎氣到十四、五歲以後才會逐漸充盈起來，腎氣不充盈的時候，骨頭中的骨髓就相對弱，骨質得不到濡養。就好像鮮花，正在生長期間，主人沒有給它足夠的養分，鮮花長得枯乾軟垂的，沒有一點精神。老年人過了五、六十歲，他的腎氣耗損過大，腎精不足了，骨頭裡的骨髓也進入了一種空虛的狀態，骨髓空虛了，周圍的骨質就得不到足夠的養分，就疏鬆了。其實我們的骨頭就像一座大樓，它是由一塊一塊磚頭砌成的，如果磚出現了問題，那麼這座大樓豈不成了豆腐渣工程？所以，**建議平時多喝點骨頭湯，以形補形；另外還可以多吃一些堅果，像核桃仁、花生仁、腰果，這些果子都是果實，是植物為了延續它的後代，把所有精華都集中到那裡了，有很強的補腎作用。**

有的人會認為，去醫院都檢查了，沒什麼病呀。舉個例說，假如

牆壁上出現了裂縫，西醫就像泥土工人，往裂縫裡塞點泥或水泥，把裂縫填滿。而中醫呢？看見牆壁上出現裂縫，他首先要看看為什麼出現裂縫？是因為房子年久失修，還是結構出現問題導致那道牆的壓力增加？中醫是從根本上解決問題，防止以後類似的情況發生，以做到防患於未然！中西醫側重點是不一樣的。所以很多人看中醫時，覺得中醫在騙人，因為他得了頭疼，但中醫偏偏先看他的腳有沒有問題，不如西醫簡單明瞭！

補腎益精的根本辦法，除了補養之法外，還要用活血通絡的辦法。因為老人一方面是腎精弱了，骨質改變了，由於骨質變了，很多老年人就不願意走動了。越不願意走，血脈越得不到鍛鍊，就越不通暢，一潭死水就這麼形成了。所以，春秋季節最好在上午散步，吸收陽氣；夏季在傍晚散步，冬季在中午的時候散步最為適宜。有的人十天不動，突然花一天時間跑到健身房去鍛鍊。汗血是同源的，人十天不動，突然又一天之內弄得大汗淋漓，好像是鍛鍊了，其實那是傷耗體力。汗出得太多的時候，那不是汗，那是腎氣。所以走到身上微微有汗，氣血開始運動起來就行了，這時內在的廢棄物就已經排出了，也就達到目的了，不要大汗淋漓。當你大汗淋漓的時候就說明在消耗腎氣。

錯誤觀念四：腎虛意味著性功能障礙

小張是一家企業的採購員，常年奔波在外，工作非常辛苦。前幾天出差回來後，他覺得特別累，身體軟綿綿的，臉色蒼白，膚質粗糙、乾燥，出現皺紋、色斑，更要命的是記憶力減退，對於一個採購員來說，記憶力減退可不是鬧著玩的。於是小張趕緊去了一家中醫診所看病，沒想到診斷結果竟然是「腎虛」。小張得知結果後大吃一驚，心想：腎虛不就是性能力減退嗎？男人怎麼能腎虛呢？他覺得自己患了難以啟齒的病，成天悶悶不樂。

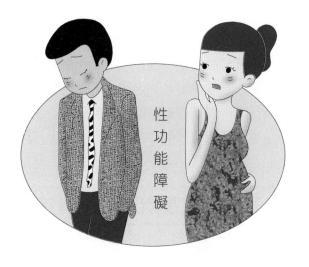

性功能障礙

　　是啊！許多人在談到「腎虛」時，往往把它和「性能力下降」等同，甚至有人認為，中醫講的「腎虛」就是西醫所說的「ED（勃起功能障礙）」。這其實是一種誤解。中醫裡講的腎不是西醫所說的腎臟，它是先天之本，腎藏精，能充養骨髓、腦髓，調節生殖與泌尿系統，對人體生長發育和生命的進程發揮重要的作用。所以事實上腎虛不僅包括性生活品質低下，還包括內分泌、運動、神經、泌尿、心血管、呼吸等諸多功能的下降。從中醫角度來看，這些功能下降的主要原因是隨著年齡成長、工作壓力增大，體內腎陰、腎陽兩股「精氣」的相對平衡被破壞，腎精逐漸衰退所致。所以小張其實完全不用擔心，「腎虛」多是生活壓力過大導致的，只要經過一段時間的調養就可以得到改善。

　　有些廣告中宣傳「十男九虛」「大約90%的男人都腎虛」，這完全是一種誇張的說法。根據調查顯示，大多數自認為「腎虛」的男人，實際上他們的腎並不虛，只是由於生活壓力過大而出現了暫時性腎虛的症狀。退一步講，即使是真正的腎虛患者，也不一定是性能力下降，而是一些其他的症狀，如氣喘、心悸、乏力等。腎虛既然是生理功能衰退的表現，所以男人大可不必擔驚受怕，感到沒有面子。雖

然衰老不可抗拒，但是進程的快慢卻是可以調節的。比如，有些人年紀輕輕就開始脫髮、牙齒鬆動、骨質密度下降，早衰跡象明顯；而有些花甲老人，卻依然精神抖擻、健步如飛、中氣十足，這其中的關鍵就在於腎氣的調節，想要使腎氣充足旺盛，就應該在日常生活中注意勞逸調和，節制房事，保持運動習慣，保持良好心態，並且要加強對飲食進行調節。也就是說，按照自然規律進行養腎，健康與快樂將與你長相廝守。

錯誤觀念五：憋尿是對腎的「鍛鍊」

生命在於運動，身體需要鍛鍊本是天經地義之事，但一些人的誤解，卻往往讓原本健康的身體在「鍛鍊」中被漸漸消磨。現在企業上班族的一個典型習慣——憋尿，原本就是一個錯誤的習慣，但卻被一些人看成是對身體臟器的「鍛鍊」，時間一長，身體每況愈下，甚至成為疾病患者。

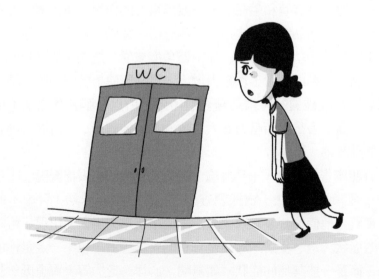

今年32歲的王小姐在一家外資企業做祕書，由於公司管理嚴格，壓力大。每天上班時，王小姐為了減少上洗手間的次數，節省時間，

不得不減少飲水量，遇到內急時也是能忍則忍，甚至在心裡產生一個錯誤的養生觀念：這樣可以鍛鍊身體膀胱系統，漸漸地就會增強自己身體的適應能力。就這樣，半年過去了，臨近春節，王小姐全身不適，頭痛、乏力、食欲減退、噁心、嘔吐、畏寒怕冷。起初以為是太累了，認為休息幾天就沒有事情了，但情況並沒有想像中那麼簡單，症狀越來越明顯，腰部也開始痠痛，甚至出現了驚厥。於是到醫院就診，結果確診為尿道感染。

為什麼會這樣？憋尿時膀胱中的尿液反覆流回輸尿管，給腎臟造成壓力。在正常情況下，由於輸尿管與膀胱連接處的特殊生理結構，即便膀胱充盈脹滿，也不會發生尿液反流。然而，當你刻意憋尿時，尿液可由膀胱拐向輸尿管或腎臟，從而引起尿道感染。舉個例來說，家裡的水管，當你打開水龍頭時，水就會順著水管流出來；當你把水龍頭關上時，水就會在水管中待著，當水管中的水位到達一定程度時，水就會因為水管內的壓力增大流到水塔中去，從而引起水塔的水位異常。當然在現實生活中是不會出現這種情況的，因為水塔的水不只提供給你一家使用，但是身體中的尿液卻只能透過腎排泄！遇到這種情況時，應當及時排淨尿液，且排尿時不要過於用力，或採取分次排尿的方法。如有必要，應該同時配合抗生素治療，這樣不僅可以減輕反流，還可以使反流消失。當然，如果尿液反流非常嚴重，還應當進行手術治療。

長時間憋尿不僅會導致尿道感染，尿道感染反覆發作便會導致腎病，還可能發展為尿毒症。為了保護你的腎臟，勸你最好摒棄不良習慣，即使工作再忙，想排尿時就要及時排尿。其實當你憋著尿液忙工作時，你的心不只掛在工作上，還得分一點心思花在憋尿上，所以還不如儘快解決生理問題後，一心一意工作，工作效率會更高！你或許要反駁：不想去洗手間解決私人問題，只要不喝水就好了，那我勸你還是趁早放棄這種想法！**臨床常見的腎結石等，就和長時間不喝水密切相關。為什麼呢？水管道長時間不用，就會生鏽，腎也一樣，長時間不用水沖一下就會結石。**所以這裡又涉及一個如何有效喝水的問

題。人們喝水，一般常根據是不是口渴了而定，這是不合理的。因為口渴表示人體水分已失去平衡，人體細胞脫水已到一定程度，中樞神經已發出補充水分的訊號。口渴後才喝水，就像泥土龜裂了才灌溉是不利於植物的生長一樣，所以喝水應定時定量，每次最好飲用200CC，每天8～10杯水。

　　記住，腎是我們身體的「先天之本」，要想身體好，首先就要把腎保養好，並定時保養，尤其不能讓身體的核心部件出問題。

錯誤觀念六：養腎跟女性無關

　　你補腎了嗎？在電視媒體和充斥報紙版面等各種廣告的「聯合」問詢中，不管裡面是濃烈的關愛還是夾雜著警醒的質問，每個人都會有這樣的感覺：男人要補腎。而且我們也知道，「性」福生活中男人主動，女人主靜，男人需要補一補不僅正常，而且必須。但如果要說女人也需要補腎，輕則會說你胡扯，重則會有人挽起袖子和你辯論，更有甚者會說你在罵她。

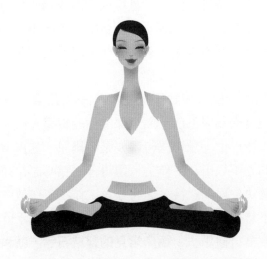

　　到底是怎麼回事？這還得從腎的功能說起。《黃帝內經》在《素

問‧六節藏象論篇》中說：「腎者，主蟄，封藏之本，精之處也，其華在髮，其充在骨，為陰中之少陰，通於冬氣。」意思是說腎主蟄伏，是封藏精氣的根本，為精所居，其充養在骨，因為腎居下焦屬陰，是以藏精為主。需要特別說明的是，這裡的「精」並不是男人的精液，而是指人體的精氣。這也是很多女性對於養腎之事，擺出一副「事不關已高高掛起」態度的一個主要原因所在。

　　所以，養腎，女人也不該是旁觀者。當然，養腎人人都需要，但補腎卻不是人人都需要，也不是時時刻刻都需要補。那麼，有的女性朋友就要問了，腎作為先天之本，內藏於體內，別說精氣，就連腎我們都見不上一面，我們又該怎麼去養，如何知道自己是不是也該補腎了呢？很簡單，看頭髮，這在前面我們已經介紹過。腎其華在髮，是指腎的精氣盛衰，可以從頭髮上看出來。頭髮不好反映的就是腎中精氣不盛，至於頭髮是好是壞，這就不用我在這裡多費口舌了，愛美的女性一看就心知肚明。

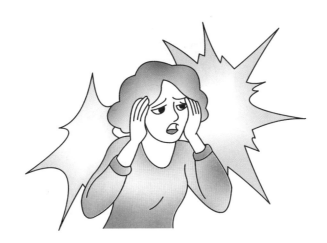

　　正是因為腎和頭髮之間的這一特殊關係，如果在聽到周圍那些抱怨：「我的頭髮又黃、又乾、又少，有什麼好的護髮用品，不管多貴，只要我聽說了，一定毫不猶豫地買來用，可是幾年下來，頭髮髮質不見好轉，反而越來越差了，怎麼回事？」你可以用我教你的方法

去告訴她們，她們迫切需要的不是什麼牌子的護髮用品，而是補腎。

　　如果是碰到好朋友，你還可以多數落她幾句，當然，說是數落，其實是讓她徹底明白，女人的美不僅僅是活在外在化妝裡，還需要在適當的時候進行補腎。與其少則幾千，多則上萬地買各式各樣的化妝品，用粉底液使膚色亮麗，用口紅唇彩調亮唇色，用遮瑕筆掩飾皮膚的斑、痘等，還不如一勞永逸地做一下內部的調理，畢竟，要讓自己的臉上有「面子」，首先得有身體健康的「裡子」。由此可見，女人養腎，還可以健康和美容「雙贏」，何樂而不為？

錯誤觀念七：腎虛就是腎出了問題

　　日常生活中，很多人一聽說腎虛，就如臨大敵，以為自己得了大病，性能力肯定不行了，其實這種擔心是沒有必要的。

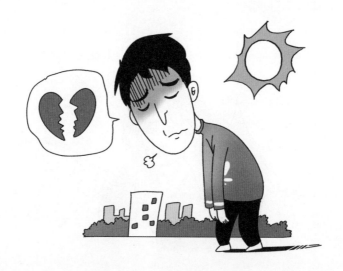

　　其一：在中醫中，腎虛是一個抽象的概念，是個功能概稱，並不是西醫所對應的那個叫「腎」的臟器。它主要指腎臟精氣陰陽不足，其作用之大，範圍之廣，幾乎涵蓋了西醫學中內分泌系統、生殖系統、泌尿系統、運動骨骼系統、呼吸系統等多個系統。一言以蔽

之，中醫的腎虛與西醫的腎病完全是兩個不同的概念。腎虛並不等於腎病，也不等於性功能障礙。如果僅憑一、二個相符的症狀就胡亂補腎，是不正確的。

其二：另一方面，即使是腎虛，也要分清楚屬於什麼類型的虛。腎虛又主要分為腎陽虛、腎陰虛，分型不同，治療的原則也不同。市場上的產品多數是針對腎陽虛的，對於腎陰虛的人來講，吃了不僅沒有作用，還會出現一些不良反應，或加重病情。不分腎陰虛、腎陽虛，亂補一氣，即便是經典的六味地黃丸，也不是對所有人都適用的。

其三：腎虛也有輕重緩急之分，如果僅僅屬於輕症，不影響日常工作和課業的話，並不需要刻意去大補，但若是影響到正常的工作和生活了，就應該去正規的中醫院或者中醫科，找專業醫生辨證施治，千萬別擅作主張濫補。

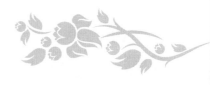

第二章

腎虛研判：虛不虛自己一看便知

日常生活中，很多人動輒就補腎。對於養生，毋庸置疑，腎很重要，但如何知道自己到底是不是真的腎虛呢？掌握腎臟的全息論，了解腎虛形諸於外的對應體象，配合現代人常見的九種腎虛症狀，一一比照，就能較為準確地知道自己的「腎況」。

第一節
腎臟全息論：體、竅、液、華

　　腎主蟄伏，是封藏精氣的根本，為精所居，其充養在骨，因為腎居下焦屬陰，其功能特性以藏精為主，這一點與冬季養藏相應，故少陰當作「太陰」。從腎的生理功能我們可以看出腎精的盛衰決定了體表之象，那麼，這些表象是一個怎樣的對應關係呢？

腎之體在髓，打噴嚏是腎寒的象徵

　　腎在體為骨，《素問‧陰陽應象大論》說：「腎生骨髓。」《素問‧六節藏象論》說腎「其充在骨」，都是說腎中精氣充盈，才能充養骨髓。

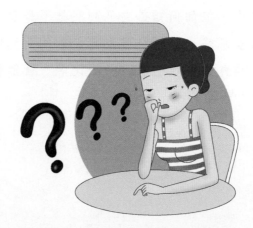

　　尤為值得一提的是，《黃帝內經》有「齒為骨之餘」之說，所以，牙齒屬於骨頭的一種，歸屬於腎統管，所以，如果一個人牙齒早

早就脫落了，說明腎精不足，需要注意腎虛的問題。除此之外，一個人在洗澡或者寒風中常有打哆嗦、打噴嚏等現象，這多是腎寒所致。按中醫的觀點來看，打噴嚏實際上是身體在透過自身組織表現自我「救濟」的行為，是透過打噴嚏這樣的方式，將腎之陽緊急抽調出來，以驅寒禦邪，所以，打噴嚏是腎寒的象徵，而不是一般人開玩笑說「有人想你了」，當然，之所以這時候還能輕鬆地開這樣的玩笑，是因為你的身體還可以，否則，身體來不及用打噴嚏的方式預報，你就感冒纏身了。

腎之竅在耳，年輕人耳背是腎精不足

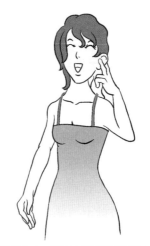

腎有腎陰和腎陽，《素問·陰陽應象大論》裡講腎是開竅於耳，《靈樞》也有「腎氣通於耳，腎和則耳能聞五音矣」之說，所以一個人的聽覺靈敏與否，與腎中精氣的盛衰有密切關係。若腎精不足，則可引起耳的聽力減退，當然，腎精不足，有的是需要補，如果是生理性的則多與補益無關，老年人的耳背就是如此。

腎氣通於耳，腎和則耳能聞五音矣。

腎之液在唾，流口水腎不好是根源

《難經·三十四難》說腎液為唾。唾為口津，唾液中較稠厚的稱作唾。唾為腎精所化，嚥而不吐，有滋養腎中精氣的作用。若多唾或久唾，則易耗損腎中精氣。所以古代導引家以舌抵上齶，待津唾滿口後，嚥之以養腎精。但唾與脾胃亦有關，所以《雜病源流犀燭·諸

汗源流》說：「唾為腎液，而腎為胃關，故腎家之唾為病，必見於胃也。」

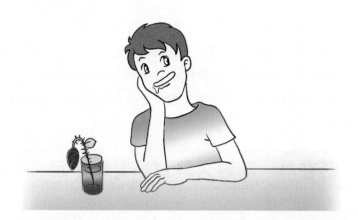

腎之華在髮，髮質差怨腎而不怨洗髮精

《素問》說：「腎之合骨也，其榮髮也。」「髮」指頭髮。腎其華在髮，是指**腎的精氣盛衰，可以從頭髮上看出來**。怎麼看呢？主要看其生長的狀態，是否是名副其實的一梳頭就黑髮飄起來，當然是在空中飄，或者看上去就像秋天的小草一樣乾枯，無論是脫髮還是枯槁，都說明腎中精氣不盛。

髮質差是腎中精氣不盛，而為什麼有「髮為血之餘」的說法呢？這是因為頭髮的生長，根本在於腎，而腎藏精，精又能化血而充養頭髮的緣故。人從幼年開始到老年，腎精之氣也由盛轉衰，頭髮也由黑變白。當然，那些中年人，甚至青年人早生白髮除了遺傳因素影響之外，大多也是一種腎中精氣虧損而虛的緣故。

虛證主要包括腎虛證、心虛證和血虛受風等。具體說來有以下三個方面：

其一：腎虛證引起的頭髮病變。患有腎虛的年輕人患者，由於腎氣虧虛，精血不足，所以其頭髮往往較為稀疏且容易脫落，有的還會

出現白髮，同時，常常伴有頭暈眼花、腰膝痠軟、記憶力減退等症狀。

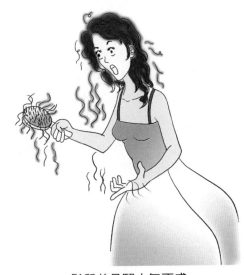

髮質差是腎中氣不盛

其二：心虛證引起的頭髮病變。因為過於勞神傷血而引起心虛證的青少年患者，其頭髮往往會發白，並伴有心慌、失眠、記憶力減退等症狀。

其三：血虛受風引起的頭髮病變。如果患者患有血虛且身體又受到風邪的侵襲，其頭髮會出現「斑禿」，即頭髮會忽然成片成片地脫落，使頭部顯露出圓形或橢圓形的光亮的頭皮，症狀比較嚴重的患者連眉毛、鬍子、腋毛、陰毛等身體各處的毛髮都會脫落，更有甚者頭髮會全部脫落，變成光頭。

這裡要破除人們的一個誤解，很多人認為頭皮屑是洗髮精的問題，除非那種劣質洗髮精使頭髮有直接的傷害之外，通常情況下，**頭皮屑的產生是和脾虛有關係。是因為脾虛而造成了頭皮營養不足，得不到滋養而引起的，就像一些沙土，沒有水的滋潤，漸漸地會凹凸不平一樣**。所以，以後在面對頭皮屑的時候，最好從態度上先有一個清醒正確的認識。

第二節
腎虛自測，對症看看你「虛」了嗎？

養生保健，預防比治療更重要。而早防治的前提是早知道。日常生活中，透過面色、五官、腰脊、二陰、二便等的變化，掌握這些來自身體自身的「預警信號」，就能將腎之大病化小，小病化了，最終遠離腎病。

症狀一：頭髮枯黃，早生白髮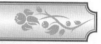

中醫學認為，頭髮為血之餘，腎之華，頭髮的生長與精血的盛衰有密切關係。若血氣盛，則腎氣強，腎氣強則骨髓充滿，故髮潤而黑；若血氣虛，則腎氣弱，腎氣弱則骨髓枯竭，故髮變白也。另外，**肝為藏血之臟，主疏泄；脾為後天之本，脾胃為氣血生化之源，主統血。**頭髮的生長，需要血液的濡養，所以頭髮的生長與腎、肝、脾、胃等臟腑的關係密切，頭髮的生長、色澤、榮枯可以反映體內臟腑的功能狀況。

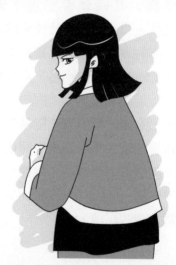

頭髮濃密、黑亮，那麼，基本上可以肯定身體健康，腎氣充足。

舉個例說：身體是土壤，頭髮就好像是從地裡長出來的莊稼，如果莊稼綠油油，大體可以得出土地肥沃的結論。與之相應，如果頭髮濃密、黑亮，那麼，基本上就可以肯定身體健康，腎氣充足。

頭髮黑而潤澤，是人體腎氣充盈的表現；如果頭髮顏色枯黃，形似柴草，多為腎氣不足，精血虧損或久病失養則氣竭液涸。如果青少年白髮而兼見腎虛症狀的，是腎氣虧乏的病態；若伴有心虛症狀的，為勞心耗傷陰血所致；短期內頭髮大量變白，煩躁易怒，面紅口苦的為肝鬱化熱，頭髮失榮；如果幼兒出生時即有白髮的，可見於白化病、斑白病及某些遺傳性綜合症；如果出生時或出生後不久，頭髮間斷變白，黑白交替，稱為環狀髮，係先天稟賦不足所致。

需要說明的是，中老年人頭髮斑白或全部白髮，雖是腎虧血衰的表現，但仍屬生理上的正常衰老現象，不屬於病態；青少年頭髮白，或老年人頭髮黑，屬於先天稟賦不同所致，也不作疾病論。由此可見，頭髮不僅能保護頭皮，裝飾頭部，還能反映人的健康狀況，透過觀察頭髮的細微變化可以察知疾病。

症狀二：兩眼呆滯，動作遲緩

日常生活中，身體健康出了問題，人們喜歡說「看病」「看醫生」。而中醫四診的望、聞、問、切四步驟中，「望」排在了首位。就其望診而言，主要包括望面容、體態、膚色、舌象等多個表徵，而往往以方便快捷的望舌為中心。但人們卻常常忽視了對眼的望診。

「五輪學說」是臨床望眼辨證的一種常用的學說依據。即將眼局部由外至內分為眼瞼、兩眥、白睛、黑睛和瞳仁五個部分，分屬於脾、心、肺、肝、腎五臟，分別命名為肉輪（瞼結膜／瞼膜）、血輪（兩眥）、氣輪（瞼膜／球結膜）、風輪（虹膜）、水輪（瞳孔）。這些部位的變化，有效地提供臨床診斷的判別。

正常情況下，人體健康腎氣充足，那麼，目光明亮，眼珠靈活，從思維來看，就是語言俐落，動作諧調；反之，則兩眼呆滯，反應遲鈍。以「五輪學說」來解釋，水輪應腎。水輪眼象：瞳孔變小是由於疲勞過度，精津俱傷，元陽不固，病在肝腎；瞳孔變大是由於腎精不足，陰火上沖；瞳孔顏色變藍為肝病及腎病、肝腎兩虛之證；顏色變

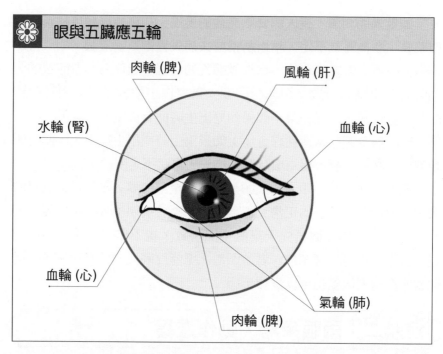

眼與五臟應五輪

肉輪 (脾)
風輪 (肝)
水輪 (腎)
血輪 (心)
血輪 (心)
氣輪 (肺)
肉輪 (脾)

中醫解剖名稱	西醫解剖名稱	輪名	臟屬	五行屬
瞳仁（瞳子）	瞳孔	水輪	腎	水
黑睛（黃仁）	角膜、房水、虹膜	風輪	肝	木
白睛	球結膜、鞏膜	氣輪	肺	金
大眥、小眥	內外眥	血輪	心	火
上下泡瞼	上下瞼	肉輪	脾	土

灰白是由於氣血兩虛、腎精暗耗所致。眼眶周圍發黑，可見於腎虛、水飲，也可見婦女寒濕帶下證。

那麼，有人或問，腎有問題，虛了，到底怎麼知道是陰虛還是陽虛呢？看精神狀態，即望其神。整體來說，陰虛的人多表現出坐臥不安的狀態，多夜不能寐，凡事心神不定，有煩躁之感；而陽虛的人則相反，喜歡安靜，不但不主動說話，即使有人搭訕，也懶得說話，說話有氣無力，表現為精神困乏，總給人一種沒有睡醒的感覺。

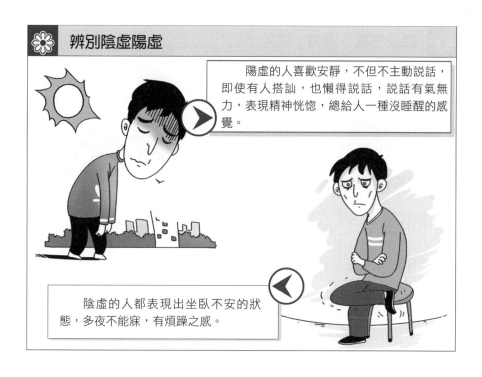

辨別陰虛陽虛

陽虛的人喜歡安靜，不但不主動說話，即使有人搭訕，也懶得說話，說話有氣無力，表現精神恍惚，總給人一種沒睡醒的感覺。

陰虛的人都表現出坐臥不安的狀態，多夜不能寐，有煩躁之感。

症狀三：耳郭瘦小，耳輪乾枯

透過對耳的觀察，可以推測機體的健康狀況，更能看出人體內臟的健康，對耳朵的觀察主要從顏色、光澤、形態變化、定位診斷幾個方面進行。自己對著鏡子看看吧，耳朵能反映你得的是什麼疾病！

就耳部整體而言，正常人的耳紅潤而有光澤，這是先天腎精充足的表現，如果耳輪乾枯焦黑，多屬腎精虧虛，精不上榮，為病重，可見於溫病晚期耗傷腎陰及下消等患者。如果耳郭厚大，是腎氣充足的表現。耳郭瘦小而薄，是先天虧損，腎氣不足；耳郭腫大，是邪氣充盛之象。耳輪乾枯萎縮，多為腎精耗竭，屬病危；耳輪皮膚甲錯，可見於血瘀日久的患者。

日常生活中，不少人會有耳鳴的感覺。曾有患者說，為了這次的會展，已經和同事忙了一個多月。雖然專案進展順利，但是其身體卻

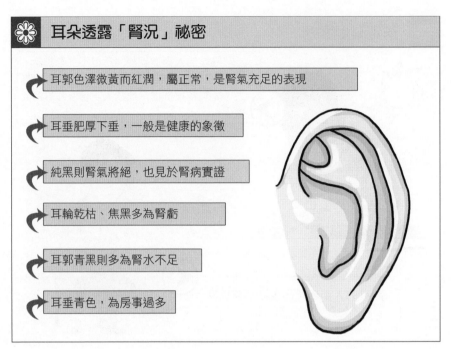

耳朵透露「腎況」祕密

- 耳郭色澤微黃而紅潤，屬正常，是腎氣充足的表現
- 耳垂肥厚下垂，一般是健康的象徵
- 純黑則腎氣將絕，也見於腎病實證
- 耳輪乾枯、焦黑多為腎虧
- 耳郭青黑則多為腎水不足
- 耳垂青色，為房事過多

出現問題，工作中經常出現頭暈、耳鳴等現象，那種眼內有蚊子黑點亂飛、天旋地轉、噁心嘔吐的滋味，讓人怎麼也不能因為圓滿的會展而高興，有時甚至會突然暈倒。造成頭暈耳鳴的原因多與肝腎相關。中醫上講「腎藏精生髓，髓聚而為腦」，所以腎虛可致使髓海不足，腦失所養，出現頭暈、耳鳴。治療時應補益腎氣，精足則髓滿，頭暈耳鳴也就自然得以消除。

症狀四：久病傷腎，面色青黑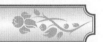

　　以面部顏色和光澤變化為主要觀察對象的望診方法。顏色在中醫學分為青、赤、黃、白、黑五色，其變化以面部表現最明顯，因此望面色又稱為面部的五色診。

　　面部的色澤是臟腑氣血的外部表現。五臟六腑氣血透過經脈上榮於面，而表現為各種色澤變化。根據五行學說和臟象理論，五色配五

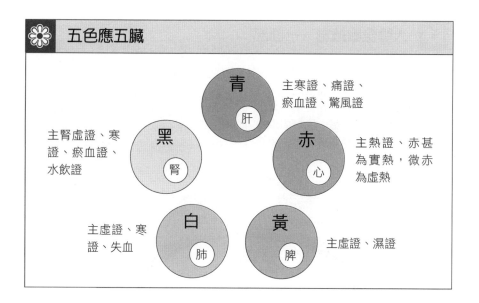

五色應五臟

青（肝）　主寒證、痛證、瘀血證、驚風證

黑（腎）　主腎虛證、寒證、瘀血證、水飲證

赤（心）　主熱證、赤甚為實熱，微赤為虛熱

白（肺）　主虛證、寒證、失血

黃（脾）　主虛證、濕證

臟，即青色為肝，赤色為心，黃色為脾，白色為肺，黑色為腎。五色變化能反映精血盈虧，透過光澤的變化能了解神氣的盛衰。因此，望面色變化可了解內在病變。

面部與臟腑相關部位。面部的各部位分屬五臟六腑。面部和臟腑相應的位置是：庭為面首，闕上為咽喉，闕中（印堂）為肺，闕下（下極、山根）為心，下極之下（年壽）為肝，年壽左右兩側為膽，年壽之下（準頭）為脾，準頭兩側（方上）為胃，明堂（鼻端）以上為小腸，鼻端以下為膀胱、胞宮。哪裡是腎呢？顴下屬大腸，大腸外側為腎。

如何看面色呢？一般而言，黑色為腎色，主腎虛、寒證、痛證、水飲、瘀血，以腎病為主。由於腎陽虛虧，水飲不化，陰寒內盛，血不溫養，經脈拘急，氣血不暢，所以面色黧黑。顴與顏黑為腎病，面黑而乾焦，屬腎精久耗、虛火傷陰，面黑而暗淡，為腎陽不振、陰寒內盛所致；凡黑而暗淡者，不論病之新久，總屬陽氣不振。

與之不同的是，若腎陰虛虧，水不濟火，心火上炎，則兩顴潮紅，面色嬌嫩，伴盜汗、心煩、手足心熱等症。久病重病患者面色蒼

人體全圖縮影——面部

闕上：咽喉區

　　天庭直下，眉心區域之上的這一塊範圍，稱之為「闕上」，是人體咽喉的反射區，這一區域如果出現病包，則反映咽喉區域器官組織的疾病。

天庭：頭面區

　　天庭是人體頭部和面部器官組織的反射區，這一區域如果出現病包，說明頭部和面部都出現了病變。

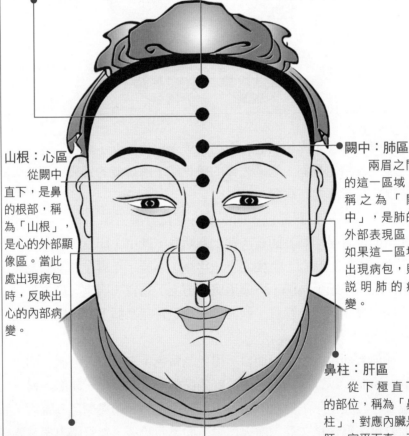

山根：心區

　　從闕中直下，是鼻的根部，稱為「山根」，是心的外部顯像區。當此處出現病包時，反映出心的內部病變。

闕中：肺區

　　兩眉之間的這一區域，稱之為「闕中」，是肺的外部表現區，如果這一區域出現病包，則說明肺的病變。

鼻柱：肝區

　　從下極直下的部位，稱為「鼻柱」，對應內臟是肝，宜平而直，不宜起節、偏斜、歪曲。

明堂：脾區

　　山根的下方，稱為「面王」和「明堂」，處於整個面部的中央，它的五行屬性為土，對應於內臟是脾。

人中：膀胱、子處區

　　準頭中線之下是「人中」，對應於膀胱和繁衍後代的生殖器區。「子處」，指男女的內外生殖器。

白，卻時而泛紅如妝，嫩紅帶白，游移不定，多由虛陽上越所致，是真寒假熱的危重徵象。

症狀五：枯黃鬆動，齦肉萎縮

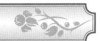

中醫認為，腎主骨生髓，齒為骨之餘，齦護於齒，所以，望牙齒與牙齦主要可以診察腎、胃的病變，以及津液的盈虧。俗話說，牙好胃口就好，食慾佳，身體強健。事實上，牙齒好，不僅是吃飯的問題，還跟腎有非常密切的關係。

正常人牙齒潔白潤澤而堅固，是腎氣充足、津液未傷的表現。如果一個人牙齒發育不好，通常腎也不好。若牙齒乾燥，為胃陰已傷；牙齒光燥

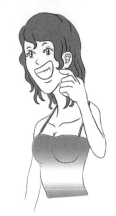

正常人牙齒潔白潤澤而堅固，是腎氣充足、津液未傷的表現

如石，為陽明熱甚，津液大傷；牙齒燥如枯骨，多為腎陰枯竭、精不上榮所致，可見於溫熱病的晚期，屬病重。牙齒枯黃脫落，見於久病者多為骨絕，屬病重。齒焦有垢，為胃、腎熱盛，但氣液未竭；齒焦無垢，為胃、腎熱甚，氣液已竭；齦肉萎縮，牙根曝露，牙齒鬆動，稱為牙宣，多屬腎虛或胃陰不足，虛火燔灼，齦肉失養所致。

成年人牙齒稀疏、齒根外露或伴有牙齦淡白出血、齒黃枯落、齦肉萎縮等問題，多為腎氣虧乏，同時要警惕有無腎方面的疾病。如小孩牙齒久落不長，也可能是腎氣虧所致，可在醫生的指導下服用六味地黃丸等。

症狀六：前胸塌陷，背部凸起

如果出現經常性的腰痛，那就該考慮是不是腎的問題了。

近來，有部分患者反映，最近腰背部總是痠楚不適，在和同事打籃球或者和客戶打高爾夫球時，稍加用力便會疼痛。其實，這些遠不止是疲勞、扭傷那麼簡單。腰痠背痛根本在於腎虛，可分為內傷和勞損。內傷腎虛一般指先天不足、久病體虛或疲勞過度所致。輕者難以彎腰或直立，重者出現足跟疼痛、腰部乏力等症；勞損指體力負擔過重，或長期從事同一固定姿勢的工作（使用電腦、開車等），久之會損傷腎氣，導致

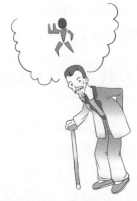

如果出現經常性的腰痛，那就該考慮是不是腎的問題。

腎精不足。如果出現經常性的腰痛，那就該考慮是不是腎的問題了。

背為胸中之府，亦為心肺之所居，與肝膽相關；腰為腎之府，是身體運動的樞紐。故望腰背部的異常表現，可以診察有關臟腑經絡的病變。望腰背時應注意觀察脊柱及腰背部有無形態異常及活動受限。如果脊柱後突，即脊骨過度後彎，致使前胸塌陷，背部凸起，就是俗稱的駝背，多由腎氣虧虛、發育異常，或脊椎疾患所致，亦可見於老年人。若久病病人後背彎曲，兩肩下垂，稱為「背曲肩隨」，為臟腑精氣虛衰之象。

如果脊柱側彎，即脊柱偏離正中線向左或右歪曲，多見於坐姿不良、發育不良患兒，也可見於先天不足、腎精虧損的病人。

如果以上問題經過休息也解決不了，那就要考慮透過補腎的方式改善，如服用金匱腎氣丸、大補陰丸。

症狀七：陰囊鬆弛，下墜不收
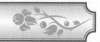

前陰，人體部位名，又稱下陰，指男、女外生殖器（精竅）及尿道（溺竅）外口的總稱。《素問·厥論》：「前陰者，宗筋之所聚，太陰陽明之所合也。」前陰有精竅，與溺竅相附，而各不同。溺竅內

通膀胱，精竅則內通胞室，女子受胎，男子藏精之所，為腎之所司。陰戶通於胞宮並與沖任二脈密切相關，肝經繞陰器，尿液的貯存和排泄雖屬於膀胱的功能，但需依賴腎的氣化才能完成。因此，尿頻、遺尿、尿失禁以及尿少或尿閉，均與腎的氣化功能有關。

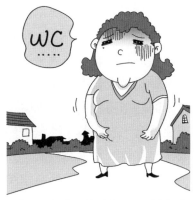

頻尿、遺尿、尿失禁以及尿少或尿閉，均與腎的氣化功能有關。

後陰，人體部位名，又稱肛門，為排泄大便的器官。腎主封藏，糞便的排泄本是大腸的傳導功能，但臟象學說常常把大腸的功能統歸於脾的運化功能範疇。脾之運化有賴腎的溫煦和滋潤，所以大便的排泄與腎的功能有關。腎的陰陽失調可出現泄瀉、便祕等大便異常。總之，飲食之受納在於胃，便溺之排泄關乎腎。故張景岳說：「腎為胃關，開竅於二陰，所以二便之開閉，皆腎臟之所主。」（《景岳全書・泄瀉》）

如果陽痿不舉，或者舉而不堅，多是腎陽不足造成的；如果陽強亢奮，多是腎陰虛造成的；而有些女性子宮脫垂，陰戶突出，則多是腎虛冷所致。作為家長，還需要不時關注小男孩的陰囊，如果陰囊鬆弛不收，或者下墜，且顏色淡白，說明腎氣不足，如果孩子小，多半是先天不足所致。

症狀八：小便醬黃，大便太硬

小便即人尿，也叫輪迴酒、還元湯。有技巧的取用人尿可以做藥用，一般取健康人的小便，去頭尾，用中間一段。一般以10歲以下兒童的小便為佳，名為「童子尿」。可用作補虛藥、補陰藥。正常的小便色淡黃，清淨而不渾濁。冬天汗少尿多，其色較清；夏日汗多尿少，其色較黃。正常成人尿量每24小時為1000～2000CC。了解這些

之後，就能大致知曉異常情況下的病變了。

從形狀上看，小便澄清，屬寒，腎陽微或氣虛，如果小便帶血，則熱結膀胱，房勞傷腎；從顏色上看，小便黃、淡黃，熱輕或腎經虛熱，平人為無病；如果小便成醬色，腎病；伴有水腫為水氣病；從尿量上看，尿多，夜

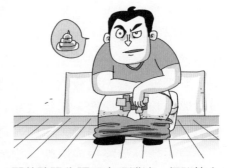

腎的陰陽失調可出現泄瀉、便祕等大便異常。

尿過於頻繁，為腎虛，多見於消渴病（糖尿病）。

大便，指未被吸收的殘渣部分，消化道則透過大腸，從肛門以大便形式排出體外。觀察大便的形狀，也能及時了解一些疾病資訊。正常的大便應為圓柱形，較軟，異常的形狀包括：太硬、糊狀甚至黏液或水狀。間隔應是每天1次，或隔天1次，需因人而異。一般來說2～3天大便1次，或每天排2～3次大便，大便柔軟成形，都屬正常範圍。

日常因為飲食習慣等問題，往往會有便祕現象。雖然大便祕結屬於大腸的傳導功能失常，但其根源是因腎虛所致，因為腎開竅於二陰，主二便，大便的傳導須透過腎氣的激發和滋養才能正常發揮作用。治療便祕應從滋養腎虛入手，吃一些補腎助陽、益精血、潤腸通便等作用的保健品或者中藥，如火麻仁、何首烏。

症狀九：沖任血虛，痛經閉經

腎與月經、帶下有什麼關係？從中醫學來看，腎為天癸之源。天癸至，則月事以時下；天癸竭，則月經斷絕。隨著腎氣的充盛，每月天癸必至，呈現消長盈虧的月節律，經調而子嗣；其後又隨腎氣的虛衰，天癸亦漸竭，經斷無子。故腎為天癸之源。又腎為沖任之本。沖脈為血海，廣聚臟腑之血，使子宮盈滿；任脈為陰脈之海，使所司之精、血、津液充沛。任通沖盛，月事以時下，若任虛沖衰則經

斷無子，故沖任二脈直接關係月經的潮止。然而沖任的通盛以腎氣盛為前提，所以，沖任之本在腎。

所以，對女性來說，判斷自己是否腎虛，可以多留意自己的月經、帶下。陰虛、陽虛表現各不相同，治療方式也有所區別。

腎陽虛，氣化失司，水液代謝失常，聚濕成痰，痰濁阻滯沖任、胞宮，可致閉經等；腎陽虛，血失溫運而遲滯成瘀，血瘀阻礙生機加重腎

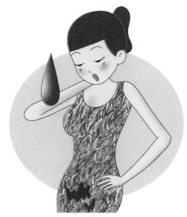

腎陽虛，可致閉經；腎陰虛，可致痛經。

虛，致腎虛血瘀，導致子宮內膜異位症、多囊卵巢綜合症等更為複雜的疾病。此時宜溫補腎陽，補益命門之火，所謂「益火之源，以消陰翳」。常用藥如附子、肉桂、巴戟天、肉蓯蓉、淫羊霍、仙茅、補骨脂、菟絲子、鹿角霜、益智仁、蛇床子等。代表方如右歸飲、右歸丸等。需注意其性味熱者不可過用，因「婦人之生，有餘於氣，不足於血」。

腎陰虛精血不足，沖任血虛，血海不能按時由滿而溢，可致月經後期、月經過少、閉經等；腎陰虛，沖任、胞宮胞脈失養，可致痛經等；若陰虛生內熱，熱伏沖任，迫血妄行，發為崩漏，月經間期出血等。此時宜滋腎益陰，常用地黃、枸杞、女貞子、旱蓮草、菟絲子等。方如左歸丸、六味地黃丸等。

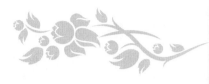

第三章

本草養腎，陰虛、
陽虛各不同

··

　　腎虛，指中醫腎臟功能方面的問題，簡單說，就是腎的精、氣、陰、陽不足。就好比是煮飯，沒有水不行，沒有米不行，水和米的比例不對也不行。養生如何添水加料才能獲得健康呢？滋腎陰、補腎陽，藥草、藥酒來幫忙。

第一節
五種藥草滋補腎陰虛

　　腎陰虛，是腎臟陰液不足表現的症候，多由久病傷腎，或稟賦不足、房事過度，或過服溫燥劫陰之品所致。臨床多表現為腰膝痠軟、兩腿無力、眩暈耳鳴、失眠多夢、男子陽強易舉或陽痿、遺精，婦女經少經閉，或見崩漏，形體消瘦，潮熱盜汗，五心煩熱，咽乾顴紅，溲黃便乾，舌紅少津，脈細數。

　　宜選中藥：❶生地黃❷玄參❸女貞子❹桑葚❺黃精等。

生地黃，滋陰補腎的首選藥品

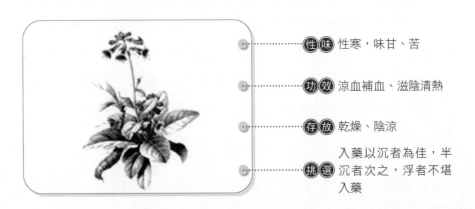

性味 性寒，味甘、苦

功效 涼血補血、滋陰清熱

存放 乾燥、陰涼

挑選 入藥以沉者為佳，半沉者次之，浮者不堪入藥

　　生地黃，為玄參科植物地黃的塊根。生地黃性寒，味甘、苦，入心、肝、腎經。將地黃緩緩烘焙至約八成乾者，稱為生地黃、乾地黃，為補腎要藥，益陰上品，故有涼血補血、滋陰清熱的功效。血得補，則筋受榮，腎得之而骨強力壯。日常對身體調理時，配阿膠可清熱降火；配黃柏可養陰清熱；配桂枝可滋陰養血；配牛膝可滋陰補

腎；配烏梅可清熱養陰。

《飲膳正要》載稱：「補精髓，壯筋骨，和血氣，延年益壽。黃精膏（五兩）、地黃膏（三兩）、天門冬膏（一兩）、牛骨頭內取油（二兩）上件，將黃精膏、地黃膏、天門冬膏與牛骨油一同不住手用銀匙攪，令冷定和勻成膏。每日空心溫酒調一匙頭。」本品行寒而滯，脾虛濕滯、腹滿便溏者不宜使用。

增液湯

生地黃、玄參、麥門冬各15克。煎湯飲。本方三者共用，以滋養腎陰且生津潤腸之用。可用於熱傷津液、口渴咽乾、便祕等證。

生地黃粥

生地黃50克，小米120克，冰糖適量，將洗淨後的生地黃煎汁，然後與小米一起加水共煮，待水沸騰後加冰糖熬煮即可。每日2次，早晚各1次。適用於血熱崩漏、陰液耗傷、高熱心煩者。

地黃烏骨雞湯

生地黃250克，烏骨雞1隻，麥芽糖180克，將生地黃洗淨切條，與麥芽糖一起塞進洗好的烏骨雞腹內，用棉線紮緊，然後用小火燉熟，吃肉喝湯即可。本品有填精補髓、益腎滋陰之功效。適於腎虛型骨質疏鬆患者。需要特別說明的是，儘管中醫有鹹入腎之說，但此菜絕不可加鹽、醋等調味品。

玄參，滋陰降火的護腎「君藥」

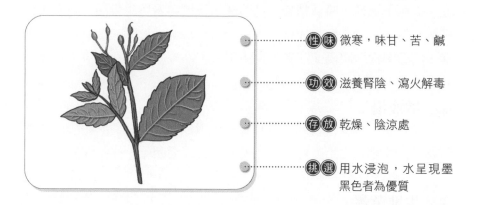

性味 微寒，味甘、苦、鹹

功效 滋養腎陰、瀉火解毒

存放 乾燥、陰涼處

挑選 用水浸泡，水呈現墨黑色者為優質

　　玄參，別名元參，多年生草本。莖具四稜，有溝紋。多長於溪邊、山坡林下及草叢中。根類圓柱形，中部略粗，或上粗下細，有的微彎似羊角狀，長6～20公分，直徑1～3公分。表面灰黃色或棕褐色，有明顯縱溝或橫向皮孔，偶有短的細根或細根痕。質堅實，難折斷，斷面略平坦，烏黑色，微有光澤。其性微寒，味甘、苦、鹹；歸肺、胃、腎經。玄參為鹹寒之品，質潤多液，有滋陰降火、解毒、利咽之功效。配鮮生地黃、牡丹皮、赤芍等，則清熱涼血；配大生地、麥門冬等，則滋陰增液；配牛蒡子、板藍根等，則解毒利咽。

　　玄參有滋養腎陰的功效，《藥品化義》中記載稱：凡治腎虛，大有分別，腎之經虛則寒而濕，宜溫補之；腎之臟虛則熱而燥，宜涼補之；獨此涼潤滋腎，功勝知、柏，特為腎臟君藥。

　　需要說明的是，玄參與地黃性相近，故兩藥常配合使用。但玄參苦泄滑腸而通便，瀉火解毒而利咽，臨床應用範圍較為廣泛，一般不作長服的滋補之劑；地黃則功專補腎養陰，可作為久用的滋陰藥品。玄參雖有如此功效，有一個前提，就是要選擇好的玄參品，這裡有一個簡便的方式，即用水浸泡，水呈墨黑色則為優質玄參，從形態上看，則以條粗壯、質堅實、斷面色黑者為佳。

🍵 玄參泡茶飲

　　玄參、麥門冬、桔梗各8克，甘草少許。將藥材碾成細末，以紗布包著，用開水沖泡飲用，有解熱病煩渴、便祕、咽喉腫痛之功效，也適用於長久抽菸的癮君子，治療其肺陰不足的咳嗽症狀。

🍵 玄參二冬丸

　　玄參、天冬、麥門冬各30克，搗成末後加蜂蜜適量煉成小藥丸，含入口能滋陰降火，可防治陰虛火旺引起的口舌生瘡。

🍵 玄參燉豬肝

　　玄參10克，豬肝200克，生薑少許。將玄參、豬肝洗淨晾乾，切成薄片，與生薑一起燉煮，加入冷水300CC，加蓋隔水燉約3小時即可。本品有滋陰除煩、滋養肝腎之功效。

女貞子，治療陰虛內熱的良藥

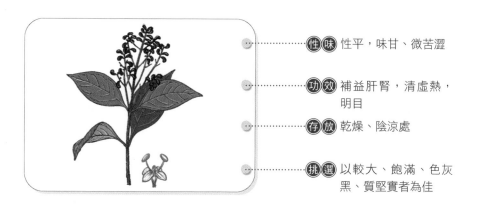

性味 性平，味甘、微苦澀

功效 補益肝腎，清虛熱，明目

存放 乾燥、陰涼處

挑選 以較大、飽滿、色灰黑、質堅實者為佳

　　女貞子，又稱女貞實、冬青子，是木樨科女貞屬植物女貞的果實。其外果皮薄，中果皮較鬆軟，易剝離，內果皮木質，黃棕色，具縱棱。有意思的是，這種果實破開後種子通常為1粒，而且樣子跟人體腎的形狀差不多，呈紫黑色，油性。無臭，味甘、微苦澀，性平。

歸肝、腎經，具有補益肝腎、清虛熱、明目之功效，主治腰膝痠軟、遺精、耳鳴、鬚髮早白、頭昏目眩等病症。

本品能補肝腎陰，但藥力平和，須緩慢取效。現代醫學研究發現，女貞子有強心、利尿、保肝、止咳、緩瀉、抗菌、抗癌及擴張冠狀血管、擴張外周血管等心血管系統的作用。小有酒量的男女，可以泡女貞子酒喝。選女貞子250克，米酒500CC。將洗淨的女貞子蒸後曬乾，放入酒中浸泡3～4週，每次飲1小杯，日服1～2次。可以補益肝腎，還能抗衰祛斑，對老年祛斑也有一定幫助。

女貞決明子湯

女貞子15克，黑芝麻、桑葚子、草決明各10克。水煎，早晚空腹溫服，日服1劑。本品有滋補肝腎、清養頭目、潤腸通便之功效。適用於肝腎陰虛所致頭暈眼花、高血脂症、便祕及動脈硬化症者。

二子菊花飲

女貞子、枸杞各15克，菊花8克，用水適量，煎水飲用即可。本品可補肝腎，適用於肝腎陰虛引起的眼目乾澀、視物昏花等。

三子旱蓮草

女貞子9克，桑葚子、枸杞、旱蓮草各12克。水煎服，每日1劑。本品有調治腎虛腰痠之功。

女貞子冰糖飲

女貞子250克，冰糖50克，米酒1000CC。女貞子、冰糖打碎，加入米酒密封浸泡1個月以上，壓榨濾去藥渣，每次空腹飲30～60CC，早晚各服1次。用於治療陰虛內熱、頭暈耳鳴、視物昏花、腰膝酸軟、鬚髮早白等，也可用於滋補強壯，強精養顏。

桑葚，補腎固精的「民間聖果」

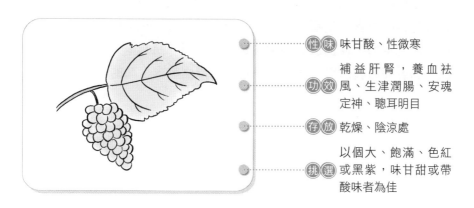

性味　味甘酸、性微寒

功效　補益肝腎，養血祛風、生津潤腸、安魂定神、聰耳明目

存放　乾燥、陰涼處

挑選　以個大、飽滿、色紅或黑紫，味甘甜或帶酸味者為佳

　　桑葚，又叫桑果、桑棗，為桑科落葉喬木桑樹的成熟果實，成熟的鮮果食用味甜汁多，是人們常食的水果之一。桑葚既可入食，又可入藥，中醫認為桑葚味甘酸，性微寒，入心、肝、腎經，為滋補強壯、養心益智佳果，具有補血滋陰、生津止渴、潤腸燥等功效，主治陰血不足而致的頭暈目眩、耳鳴心悸、煩躁失眠、腰膝痠軟、鬚髮早白、消渴口乾、大便乾結等。因此，桑葚長期以來都是歷代皇帝御用的補品。

　　桑葚以個大、肉厚、色紫紅、糖分足者為佳，特殊的生長環境使桑果具有天然生長、無任何污染的特點，所以桑葚又被稱為「民間聖果」。現代研究證實，桑葚果實中含有豐富的活性蛋白、維生素、胺基酸、胡蘿蔔素、礦物質等成分，營養是蘋果的5～6倍，是葡萄的4倍。現代藥理研究也顯示，桑葚入胃能補充胃液的缺乏，促進胃液的消化，入腸能刺激胃黏膜，促進腸液分泌，增進胃腸蠕動，因而有補益強壯之功，被醫學界譽為「21世紀的最佳保健果品」。

　　一般成人均可食用桑葚。女性、中老年人及過度用眼者日常可適當多加食用。每年4～6月果實成熟時採收，洗淨，去雜質，曬乾或

略蒸後曬乾食用。每日20～30顆（30～50克）。從中醫角度說，性功能失調、屬寒熱混雜體質的人，最好不要隨便補腎壯陽，否則會越補越「虛」。夏天可飲用桑葚汁，不僅可補充體力，還可提高性生活品質，是很多治療死精症的方劑的重要組成藥物。所以男人常吃桑葚可補肝益腎，改善「生殖亞健康」。現代醫學還發現常吃桑葚能產生提高人體免疫力，促進造血細胞生長、抗誘變、抗衰老、降血糖、降血脂、護肝等保健作用。此外，桑葚還能產生美容養顏的功效。

桑葚糯米粥

桑葚30克（鮮者60克），糯米60克，煮粥，待熟時調入冰糖少許服食，每日1劑。滋養肝腎，養血明目，適用於肝腎虧虛引起的頭暈目眩、視力下降、耳鳴、腰膝痠軟、鬚髮早白及腸燥便祕等。

桑葚蜂蜜飲

桑葚、蜂蜜各適量，將桑葚水煎取汁，小火熬膏，加入蜂蜜拌勻飲服，每次10～15克，每日2～3次。滋陰補血，適用於陰血虧虛所致的鬚髮早白、頭目暈眩、女子月經不調、閉經等。

桑葚地黃雞

桑葚子、熟地黃各30克，紫草10克，紅花、牡丹皮各5克，烏骨雞1隻（約2斤）。將上料洗淨，放入烏骨雞腹腔裡，清水煮至雞肉熟爛。治陰虛血熱之白髮、脫髮等。

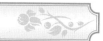

黃精，補腎益壽的滋補良藥

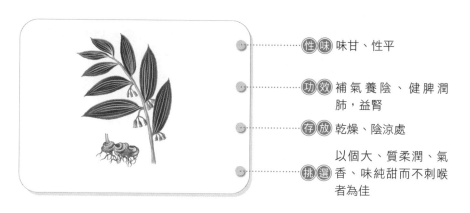

性味 味甘、性平

功效 補氣養陰、健脾潤肺，益腎

存放 乾燥、陰涼處

挑選 以個大、質柔潤、氣香、味純甜而不刺喉者為佳

黃精，又名老虎薑、雞頭參。黃精以根莖入藥，其味甘，性平，歸肺、脾、腎經，具有補氣養陰、健脾、潤肺、益腎功能，用於治療腎虛精虧引起的頭暈、腰膝痠軟、鬚髮早白及消渴等，還可用於治療脾胃虛弱、體倦乏力、口乾食少、肺虛燥咳、精血不足、內熱消渴等證。對於糖尿病有很好療效。

現代藥理研究顯示，黃精具有降血壓、降血糖、降血脂，防止動脈粥樣硬化，延緩衰老和抗菌等作用。需要注意的是，中寒泄瀉、痰濕痞滿氣滯者忌服。

黃精枸杞丸

黃精、枸杞（冬採者佳）各等份，共研為細末，二味相和，搗成塊，捏作餅子，乾復搗為末，蜂蜜為丸，如梧桐子大。每服50丸，空腹溫水送下。本品可補精氣。

黃精粥

黃精30克，白米100克。黃精煎水取汁，入白米煮至粥熟。加冰

糖適量吃。本方重用黃精以滋養脾肺，用於陰虛肺燥，咳嗽咽乾，脾胃虛弱。

黨參黃精豬肚

黨參、黃精各30克，山藥60克，橘皮15克，糯米150克，豬胃1具。豬胃洗淨，黨參、黃精煎水取汁，橘皮切細粒，加鹽、薑、花椒少許，一併與糯米拌勻，納入豬胃，紮緊兩端，置碗中蒸熟食。本方用於治療脾胃虛弱所致的腎虛、消瘦乏力等。

第二節
五種藥草溫補腎陽虛

　　腎陽虛，是腎虛損表現的症候，多由機體陽虛，以及房勞過度或年老久病傷腎等因素引起的。臨床表現為腰膝痠痛，畏寒肢冷，尤以下肢為甚，頭目眩暈，精神委靡，面色白；或黧黑，舌淡胖苔白，脈沉弱；或陽痿，早洩，婦女宮寒不孕，或大便久泄不止，完穀不化，五更泄瀉；或水腫，腰以下為甚，按之凹陷不起，甚則腹部脹痛，心悸咳喘。

　　宜選中藥：❶肉桂❷巴戟天❸仙茅❹杜仲❺鎖陽等。

肉桂，溫煦脾腎，調治虛寒證

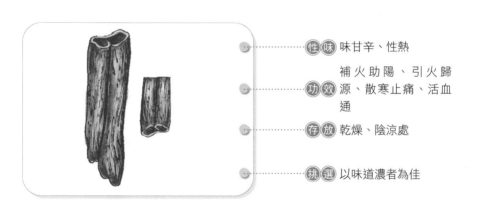

性味　味甘辛、性熱

功效　補火助陽、引火歸源、散寒止痛、活血通

存放　乾燥、陰涼處

挑選　以味道濃者為佳

　　肉桂，與桂枝同生於桂樹，肉桂為桂樹皮，桂枝為桂樹嫩枝。二者皆有溫營血、助氣化、散寒凝的作用。但二者功效略有區別。桂枝長於發表散寒，振奮氣血，主上行而助陽化氣，溫通經脈。而肉桂性大熱，味辛、甘，歸腎、脾、心、肝經，長於溫裡止痛，入下焦而補

腎陽，有補火助陽、引火歸原、散寒止痛、活血通經之功效。主治陽痿、宮冷、心腹冷痛、虛寒吐瀉、經閉、痛經等。

日常生活中，喜歡浪漫的青年男女或者是陽痿初期患者，都可以利用肉桂作「催情劑」。將肉桂精油3滴滴於香薰爐中，點燃香薰爐，讓徐徐散發的香薰分子充滿空氣中，製造一個浪漫溫馨、充滿異國情調的氣氛。對於陽痿患者，可用肉桂精油3滴加上5CC甜杏仁油，按摩身體。

羊肉肉桂湯

將6克桂皮放在500克左右的羊肉中，燉熟之後，無論吃肉還是喝湯，都可以產生溫中健胃、暖腰膝、治腹冷、氣脹的作用。

肉桂蘋果派

糕粉200克，牛油20克，鹽小半勺，糖20克，雞蛋1個，發酵粉1勺，蘋果3個，肉桂粉適量。將除了蘋果和肉桂粉以外的材料和成麵糰，發酵，蘋果削皮切小塊，和肉桂粉拌勻，小火煮8～10分鐘，然後芶芡。發酵好的麵糰擀成長條，然後分成大小相等的小長條（之後等10分鐘），兩個一組，分別稍微擀開，下面的刷上蛋液，鋪滿蘋果醬，另一片蓋在上面壓實。2次發酵後刷上蛋液，放入烤箱以200℃烤20分鐘即可。本品有散寒止痛、補火助陽、活血通經之功效。

巴戟天，鼓舞陽氣的壯陽專家

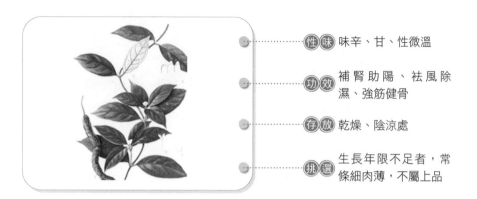

(性味) 味辛、甘、性微溫

(功效) 補腎助陽、祛風除濕、強筋健骨

(存放) 乾燥、陰涼處

(挑選) 生長年限不足者，常條細肉薄，不屬上品

　　巴戟天，本品為雙子葉植物茜草科的乾燥根。根呈扁圓柱形，略彎曲。味辛、甘，性微溫，歸腎、肝經，具有補腎助陽、祛風除濕、強筋健骨之功效，**主治陽痿遺精、宮冷不孕、月經不調、小腹冷痛、風濕痹痛、筋骨萎軟**等。《藥性論》中載其有：「治男子夢交泄精，強陰，除頭面中風，主下氣，大風血癩。」

　　本品適宜身體虛弱、精力差、免疫力低下、易生病者。凡火旺泄精、陰虛水乏、小便不利、口舌乾燥者皆禁用。因藥性相反，巴戟天不能與雷丸、丹參相用。此外，本品究屬溫陽之品，如有口渴口暗、小便黃赤等熱性症狀，不宜服用。

巴戟天飲

　　巴戟天、熟地黃各10克，人參4克（或黨參10克），菟絲子、補骨脂各6克，小茴香2克。水煎服，每日1劑。本品可收補腎壯腰之效，適合老人衰弱、足膝萎軟、步履困難者食用。

🥢 巴戟參子湯

巴戟天、黨參、覆盆子、菟絲子、神曲各9克，山藥18克。水煎服，每日1劑。本品適合男子陽痿、早洩，女子宮寒、不孕者，常服有效。

🥢 巴戟茱萸飲

巴戟天、山茱萸各30克。水煎服，每日1劑。本品可調理腎病綜合症。對具有典型庫欣綜合症症狀的兒童腎病綜合症有較好療效。

🥢 巴戟核桃湯

巴戟天30克，核桃仁20克，裝入豬膀胱內，隔水燉熟後食服。可調治遺尿、小便不禁等。

仙茅，溫腎陽、壯筋骨之專藥

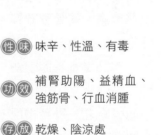

- 性味　味辛、性溫、有毒
- 功效　補腎助陽、益精血、強筋骨、行血消腫
- 存放　乾燥、陰涼處
- 挑選　以身乾、條粗勻、質堅、表面色黑者為佳

仙茅，其葉似茅，根狀莖久服益精補髓，增添精神，故有仙茅之稱。仙茅性溫，味辛，有毒，入腎、肝經，具有補腎助陽、益精血、強筋骨和行血消腫的作用。**主治陽痿精冷，小便失禁，崩漏，心腹冷痛，腰腳冷痹，癥疽，瘰癧，陽虛冷瀉。**

日常生活中用，可以自己採集，2～4月發芽前或7～9月苗枯萎時挖取根莖，洗淨，除去鬚根和根頭，曬乾，或蒸後曬乾。如果家中自製，貯藏需置乾燥處，防黴、防蛀。

仙茅燉肉

仙茅、金櫻子各15克，羊肉250克。二藥用紗布包紮，羊肉切塊，一同燉熟，以薑、鹽調味。去紗布，飲湯食肉。本方以仙茅補腎壯陽，金櫻子固精縮尿，羊肉溫補腎陽。可用於腎虛陽痿、耳鳴頭昏及遺精尿頻。

仙茅桂枝汁

仙茅15克，薏仁30克，桂枝9克，細辛3克，木瓜9克，茭瓜荑60克。水煎濃汁，沖雞蛋2個服用。主治腎虛腰痛。

仙茅五加皮酒

仙茅、淫羊藿、五加皮各30克。用米酒約500CC浸漬。每次飲10～30CC，每日早晚各1次。本方以三藥共奏補肝腎、強筋骨、祛風濕之功。用於久患風濕、肝腎不足、腰膝痠軟、筋脈拘攣、腎虛陽痿或宮寒不孕。

杜仲，善治腎虛、腰腿疼痛的良藥

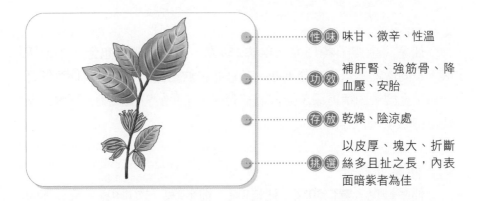

性味 味甘、微辛、性溫

功效 補肝腎、強筋骨、降血壓、安胎

存放 乾燥、陰涼處

挑選 以皮厚、塊大、折斷絲多且扯之長，內表面暗紫者為佳

　　杜仲，為杜仲科植物杜仲的乾燥樹皮，是中國名貴滋補藥材。味甘、微辛，性溫，入肝、腎經，具補肝腎、強筋骨、降血壓、安胎等諸多功效。**主治腎虛腰痛、胎動胎漏、高血壓等。**《藥性論》載：「治腎冷臀腰痛，腰病人虛而身強直，風也。腰不利加而用之。」《玉楸藥解》則稱其：「益肝腎，養筋骨，去關節濕淫。治腰膝酸痛，腿足拘攣。」

　　本品具有補肝腎、強筋骨、降血壓、安胎氣之功效。適用於肝腎虧虛證見眩暈、腰膝痠痛、筋骨萎弱等患者，多見於高血壓病、眩暈症、腦血管意外後遺症、慢性腎疾病、脊髓灰質炎等。此外，腎氣不固證見尿頻或尿有餘瀝、陰下濕癢、陽痿、孕婦體弱、胎動不安或腰墜痛等，多見於慢性前列腺疾病、性功能障礙、不育症、先兆流產或習慣性流產等。中老年人腎氣不足、腰膝疼痛、腿腳軟弱無力、小便餘瀝者也可食用。儘管杜仲性味平和、補益肝腎，諸無所忌，但陰虛火旺者慎服。

杜仲燉豬腰

杜仲10克，豬腰1個。豬腰剖開，去筋膜，洗淨，用花椒、鹽醃過；杜仲研末，納入豬腰，用荷葉包裹，燉熟食。食肉服湯，每日1劑。本方主要以杜仲補肝腎、強腰止痛。用於腎虛腰痛，或肝腎不足，耳鳴眩暈，腰膝痠軟。可調治急性腎炎。

杜仲爆羊腎

杜仲15克，五味子6克，羊腎2個。杜仲、五味子加水煎取濃汁；羊腎剖開，去筋膜，洗淨，切成小塊腰花放碗中，加入前汁、芡粉調勻，用油爆炒至嫩熟，以鹽、薑、蔥等調味食。本方以杜仲補腎強腰，五味子補腎固精。用於腎虛腰痛，遺精尿頻。

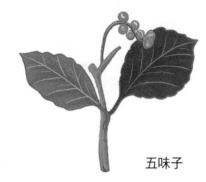

五味子

杜仲海茅草

杜仲、海金沙、仙茅、雙腎草各15克，水煎服，每日1劑。可調治慢性腎炎。

鎖陽，陰陽雙補的「不老藥」

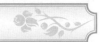

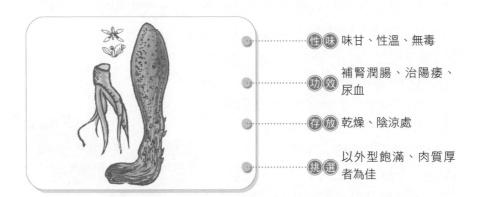

性味　味甘、性溫、無毒

功效　補腎潤腸、治陽痿、尿血

存放　乾燥、陰涼處

挑選　以外型飽滿、肉質厚者為佳

　　鎖陽，又名不老藥，一種寄生植物，別名地毛球、鏽鐵棒、鎖嚴子，是一種寄生植物，寄生於白刺的根部。其生於西部戈壁和沙漠，零下20℃生長最宜，生長之處不積雪，地不凍。《本草綱目》中載其味甘，性溫，無毒，歸脾、腎、大腸經。**有補腎潤腸、治陽痿、尿血之功效，被認為是大補陰氣、益精血、利大便、治痿弱之佳品。**

　　一般認為鎖陽可壯陽，現代醫學研究發現，未經炮製的鎖陽可使睪丸功能顯著降低；但經鹽炮製後，對正常和陽虛小鼠的睪丸、附睪和包皮腺的功能有明顯促進作用。在鎖陽水提物中，成熟大鼠附睪精子數量明顯增加，存活率上升，精子的活動率上升，也被認為是治療男性不育的常用藥。

🍚 鎖陽粥

　　鎖陽30克，米適量。米與鎖陽共煮，粥成後揀出鎖陽。本品有壯陽固精、養血強筋之功效。適用於遺精、大便燥結等。

鎖陽胡桃粥

鎖陽、胡桃仁各15克，白米100克。鎖陽煎水取汁，胡桃仁搗爛，與白米一同煮粥食。本方鎖陽、胡桃仁能補腎陽、潤腸通便。可用於腎虛陽痿、腰膝痠軟，或腸燥便祕等。

強身湯

鎖陽、枸杞各10克，甘草5克。水煎取汁（或用湯包、料袋直接投入鍋內，加羊肉、雞肉等共煮，待熟時加食鹽、蔥花、薑末調味煮沸即可食用。每日1劑，供2～3人）。本品可溫陽益精，適用於下元不足引起的遺精，陽痿及精少、精稀等。

第三節
五種藥酒喝出腎不虛

「佳餚配美酒，不枉世上走。」儘管如此，飲酒宜有節。就補腎養腎而言，藥酒更有講究。❶冬蟲夏草酒專補命門；❷何首烏是降落人間的補腎仙草；❸枸杞則是補腎生精的天賜良藥；❹五味子是補虛勞的「五味之果」；❺鹿茸則是溫腎壯陽的東北三寶之一。中藥本無貴賤，適合你的就是最好的。

宜選中藥❶冬蟲夏草❷何首烏❸枸杞❹五味子❺鹿茸

冬蟲夏草，固精益氣，專補命門

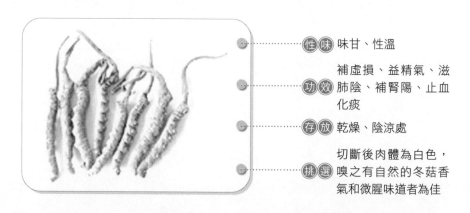

（性味）味甘、性溫

（功效）補虛損、益精氣、滋肺陰、補腎陽、止血化痰

（存放）乾燥、陰涼處

（挑選）切斷後肉體為白色，嗅之有自然的冬菇香氣和微腥味道者為佳

冬蟲夏草，是一種傳統的名貴滋補中藥材，與天然人參、鹿茸並列為三大滋補品。它藥性溫和，一年四季均可食用，老、少、病、弱、虛者皆宜，比其他種類的滋補品有更廣泛的藥用價值。

根據醫典記載，蟲草味甘、性溫，入肺、腎經，具有益精氣、止咳化痰的功效。主治咯血、陽痿遺精、腰膝痠痛、自汗盜汗、痰飲

喘嗽、病後久虛不復等症。《本草從新》認為它「保肺氣，實腠理，補腎益精。主治肺虛咳喘，癆嗽，痰血，自汗，盜汗，腎虧陽痿，遺精，腰膝痠痛」。清代《藥性考》則認為它「祕精益氣，專補命門」。

冬蟲夏草的具體作法，據《雲南中草藥》記載，若虛喘則「以蟲草五錢至一兩，燉肉或燉雞服之」。

【用料】：冬蟲夏草10克，雞半隻或1隻，火腿25克，薑、紹興酒各少許，瘦肉500克。

【製法】：將洗淨的雞切成大塊，把瘦肉也切成較大的塊，同時放入清水、紹興酒用小火燉2小時。將燉熟的雞肉和湯倒入燉盅內，放入用水浸泡後的冬蟲夏草，蓋上盅蓋，隔水燉2小時即可。

【功效】此方具有補腎壯陽、強身健體的功效。

蟲草酒

冬蟲夏草20克置容器中，加入米酒500CC，密封、浸泡3天後即可飲用，日服1～2次，每次服用10CC，具有補腎壯陽、養肺填精的功效，適用於病後體虛、神疲乏力、陽痿、腰痠、咳嗽等症。

蟲草蓮子酒

天山雪蓮60克，冬蟲夏草20克，米酒3000CC，浸泡數日，小飲即可調治腎虛陽痿。

何首烏，降落人間的補腎仙草

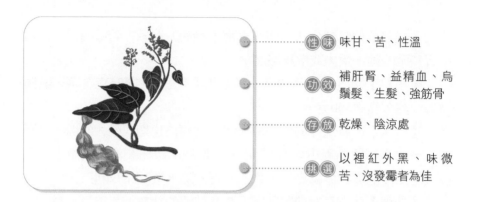

性味 味甘、苦、性溫

功效 補肝腎、益精血、烏鬚髮、生髮、強筋骨

存放 乾燥、陰涼處

挑選 以裡紅外黑、味微苦、沒發霉者為佳

　　何首烏，其根味苦澀、性溫，無毒，何首烏可治五痔腰膝之病，冷氣心痛，積年勞瘦、痰癖等症，常吃何首烏可長筋力、益精髓、壯氣駐顏、黑髮延年。關於吃了人形模樣何首烏的根就可以成仙的傳說數不勝數，最出名的莫過於八仙之一的張果老誤食飛升的傳說。但是何首烏具有補肝腎、益精血、烏鬚髮、生髮、強筋骨之功效確是事實。它主治精血虧虛、頭暈眼花、鬚髮早白、腰痠腿軟、遺精、崩帶等症。《本草備要》記載：「補肝腎，澀精，養血祛風，為滋補良藥。」《開寶本草》云：「益氣血，黑髭鬢，悅顏色，久服長筋骨，益精髓，延年不老。」

　　何首烏補肝腎、益精血、烏鬚髮、強筋骨功效相關的藥理作用有促進造血功能、提高機體免疫功能、降血脂、抗動脈粥樣硬化、保肝、延緩衰老、調節內分泌功能、潤腸通便等，但許多人並不知道何首烏還是一味補鋅良方。因此，對於缺鋅的孩子來說，每天吃一些何首烏，在補鋅的同時，還可以健腦；對於老人來說，補鋅的同時可延年益壽；對於大量用腦的人來說，在頭昏腦脹的時候服用何首烏，一會兒便頭腦清醒。

日常生活中，可食用何首烏粥，制首烏（即加工製熟的何首烏）30克，白米100克，紅棗5枚，紅糖適量。將制首烏放在砂鍋內，加水適量，煎取濃汁去渣；藥液中放入白米、紅棗，煮至粥將成時，放入少許紅糖調味即成，具有補氣益精、養血安神的功效。愛吃雞肉的人，用來燉雞吃也是不錯的選擇。

取何首烏8克，烏骨雞350克（可加少許瘦肉，約50克），清水1000CC，薑、鹽、糖各適量。烏骨雞切塊汆水製淨，何首烏洗淨備用，瘦肉切粒汆水，薑切片待用。將淨鍋上火，放入清水、薑片、何首烏、烏骨雞、瘦肉，大火燒開轉小火燉40分鐘調味即成。何首烏可補肝腎、益精血，對陰虛血少、頭髮早白、遺精有一定的食療作用。烏骨雞營養豐富，具有養血和補血功效。

首烏地黃酒

何首烏150克（炮製過的何首烏），生地黃150克，米酒5000CC。先將何首烏洗淨，切塊，晾乾。與生地黃一起放入罈中，加入米酒。封口。每3日搖1次。20日後啟封，可以飲用。每日2次，每次20CC。可以治療肝腎不足引起的頭暈、乏力、腰痛、病後體虛。還可以產生烏髮、美容的功效，但請在醫生指導下服用。

枸杞，補腎生精的天賜良藥

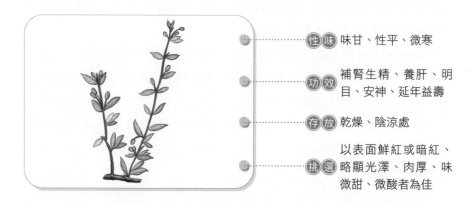

性味 味甘、性平、微寒

功效 補腎生精、養肝、明目、安神、延年益壽

存放 乾燥、陰涼處

挑選 以表面鮮紅或暗紅、略顯光澤、肉厚、味微甜、微酸者為佳

枸杞，味甘，性平、微寒，無毒，是一味常用的益腎補肝中藥。《本草綱目》記載：「枸杞，補腎生精，養肝，明目，堅精骨，去疲勞，易顏色，變白，明目安神，令人長壽。」中醫常常用它來治療肝腎陰虧、腰膝痠軟、頭暈、健忘、目眩、頭昏多淚、消渴、遺精等病症。

現代醫學研究證實枸杞含有甜菜鹼、多醣、粗脂肪、粗蛋白、胡蘿蔔素、維生素A、維生素C、維生素B_1、維生素B_2及鈣、磷、鐵、鋅、錳、亞油酸等營養成分，對造血功能有促進作用，還具有抗衰老、抗突變、抗腫瘤、抗脂肪肝及降血糖等作用。

此外，枸杞還是一味不可多得的性藥。那句「君行千里，莫食枸杞」的名言，就是講長期服用枸杞可以增強人們的性欲，對長期處於分離狀態下的夫妻來說不適宜食用。大詩人陸游到老年，因兩目昏花，視物模糊，常吃枸杞治療，所以才有了「雪霽茅堂鐘磬清，晨齋枸杞一杯羹」的經典詩句。

日常生活中，枸杞可入食。取羊肉1000克，整塊放入開水鍋內煮透，撈出用冷水洗淨，切成3公分長的方塊，鍋熱後放羊肉，用薑片

煸炒，烹入料理米酒燴鍋，炒透後一齊倒入砂鍋內，放入枸杞20克以及蔥、鹽等作料，鍋開後加蓋，用小火燉，至羊肉熟爛為好。此膳有益精補腎、壯陽強身之功，適用於陽痿早洩、月經不調、性欲減退等症。

枸杞酒

枸杞300克，米酒500CC，浸泡1週即可服用，每天3次，每次10CC，可以補腎、養顏美容。

人參枸杞酒

人參20克，枸杞300克，冰糖400克，米酒5000CC。將人參烘烤切片，枸杞去雜質，用紗布袋裝上紮口備用，冰糖放入鍋中，用適量水加熱溶化至沸騰，煉至色黃時，趁熱用紗布過濾去渣備用，米酒裝入壇內，將裝有人參枸杞的布袋放入酒中，加蓋密封浸泡10～15日，每日搖1次，泡至藥味盡溢出，取出藥袋，用細布濾除沉澱物，加入冰糖攪拌均勻，再靜置過濾，澄清即成此酒。有強壯抗老、補陰血、烏鬚髮、壯腰膝、強視力、通經作用，適用於病後體虛及貧血、營養不良、神經衰弱等。

五味子，補虛勞的「五味之果」

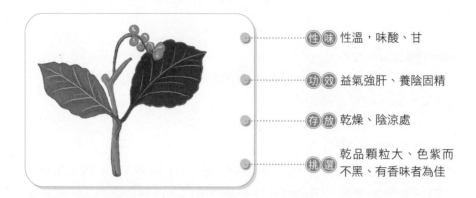

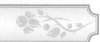

性味 性溫，味酸、甘

功效 益氣強肝、養陰固精

存放 乾燥、陰涼處

挑選 乾品顆粒大、色紫而不黑、有香味者為佳

　　五味子，俗稱山花椒、五梅子等，其性溫，味酸、甘，歸肺、心、腎經。顧名思義，五味子是一種具有辛、甘、酸、苦、鹹五種藥性的果實，在一般只帶有一兩種藥味的中藥材當中，實屬獨特。《新修本草》載：「五味皮肉甘酸，核中辛苦，都有鹹味」，故有五味子之名。五味子藥用價值極高，最早列於神農本草經上品。五味俱全、五行相生的果實，能對人體心、肝、脾、肺及腎五臟發揮平衡作用。常被用於滋腎生津，有助治療盜汗、煩渴及尿頻問題，而且在治療尿失禁和早洩方面也很有幫助。據載，早在兩千多年前，王公貴族和中藥名師已普遍採用這種傳統沿用的強身妙品。

　　現代醫學研究認為，五味子含有豐富的有機酸、維生素、類黃酮、植物固醇及有強效復元作用的木酚素（例如五味子醇甲、五味子乙素或五味子脂素），能益氣強肝，增進細胞排除廢物的效率，供應更多氧氣，營造和運用能量，提高記憶力及性持久力。

　　五味子是功效卓著、男女皆宜的養陰固精補劑之一，能增強性事持久力及增進女性外陰的刺激感受性。它能啟動一氧化氮（NO）的產生，進而增強男性的體力和持久力。古時候，俄羅斯獵人每次遠行

狩獵之前必定服用五味子以強身補氣。

五味子酒

五味子50克，米酒500CC。浸泡15日後即可取用。每次服3～5CC，日服3次。具有收斂固澀、益氣生津的功效，日常飲用可以強壯身體，產生補腎寧心的作用。

二子酒

菟絲子100克，五味子50克，米酒100CC。將菟絲子除去雜質，洗淨、曬乾，五味子去除果柄及雜質，洗淨、曬乾，與菟絲子同入酒瓶中，加酒後密封瓶口，每日振搖1次，浸泡10日後開始飲用。每日2次，每次15CC。具有補腎寧心、收斂固澀之功效。

鹿茸，溫腎壯陽的東北三寶之一

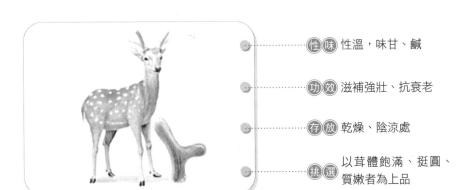

性味 性溫，味甘、鹹

功效 滋補強壯、抗衰老

存放 乾燥、陰涼處

挑選 以茸體飽滿、挺圓、質嫩者為上品

鹿茸，是一種貴重的中藥，性溫，味甘、鹹，歸腎、肝經，具有滋補強壯，治療虛弱、神經衰弱等功效。《藥性論》中記載稱：「主補男子腰腎虛冷，腳膝無力，夢交，精溢自出，女人崩中漏血，炙末空腹溫酒服方寸畢。又主赤白帶下，入散用。」實際生活中，也多將

鹿茸作為主治腎虛、頭暈、耳聾、目暗、陽痿、滑精、宮冷不孕、羸瘦、神疲、畏寒、腰脊冷痛、筋骨痿軟、崩漏帶下、陰疽不斂及久病虛損等症的良藥。

現代藥理研究發現，鹿茸提取物既能增加血漿睪酮濃度，又能使促黃體生成素（LH）濃度增加。還能調節體內的免疫平衡而避免疾病發生和促進創傷癒合、病體康復，從而產生強壯身體、抵抗衰老的作用。不僅如此，還對青春期的性功能障礙，壯年期、老年期的前列腺萎縮症的治療均有效。

鹿茸為滋補大品，人人皆知，更是很多男士青睞的壯陽佳品。但要注意辨別真偽，防止上當受騙。真鹿茸體輕，質硬而脆，氣微腥，味鹹。通常有一或兩個分枝，外皮紅棕色，多光潤，表面密生紅黃或棕黃色細茸毛，皮茸緊貼，不易剝離。鹿茸以茸體飽滿、挺圓、質嫩、毛細，皮色紅棕、體輕，底部無稜角的為佳。而細、瘦、底部起筋、毛粗糙，體重者為次貨。鹿茸片則以毛孔嫩細，紅色小片為佳。而假鹿茸則體重，質堅韌，不易切斷，氣淡，能溶於水，溶液呈混濁狀。

這裡還要特別強調一點，鹿茸是好東西，但並非人人都可以享用受益。歸結起來看，以下證況不宜服用：陰虛而五心煩熱的人；傷風感冒，出現頭痛鼻塞、發熱畏寒、咳嗽多痰等外邪正盛的人；高血壓症，頭暈、走路不穩，脈眩易動怒而肝火旺的人；小便黃赤，咽喉乾燥或乾痛，不時感到煩渴而具有內熱症狀的人；經常流鼻血，或女子月經量多，血色鮮紅，舌紅脈細，表現為血熱的人。

🍚 鹿茸山藥酒

鹿茸4克，山藥30克，米酒500CC。將鹿茸切成薄片，把山藥搗碎，裝入潔淨的瓶中，加入米酒，密封。經常搖動，7日後飲用。每日早晚各服1次，每次20～30CC，具有補腎壯陽、益精養血、強壯筋骨之功效。適用於治療腎陽虧虛引起的陽痿、滑精、白帶清稀、腰膝痠痛、宮寒不孕、神疲乏力、眩暈耳鳴等。外感發熱、陰虛火旺者不

宜服用。

鹿茸蟲草酒

取高粱酒1500CC，冬蟲夏草90克，鹿茸20克。將上藥製成軟片，浸入酒中泡10天，過濾後即可飲用。每次空腹飲服1～2杯，每日3次。本方適用於腎陽虛衰、精血虧損所致的腰膝痠軟無力、畏寒肢冷、男子陽痿不育等。

以上方藥，請務必諮詢醫生，在醫生指導下，配合自身生理特點和不同的病理變化，辨證選擇使用。

第四章

食物養腎：補腎益氣
各取所需

··

　　如果腎虛了，吃什麼食物最養腎呢？各式各樣的中華美食，對補腎而言，又該做何選擇呢？中醫學認為「黑入腎」，那麼，哪些才是補腎養腎的「高手」呢？對此，這裡為你推薦五種黑色食物以及一些餐桌上的「常客」。魚肉葷素，只要對症而食，總能找到你的護腎美食。

第一節
補腎佳餚：餐桌上的養生「腎」品

　　腎氣盛則壽延，飲食有方，就能健腎保健康。以下養生品雖個個「其貌不揚」，但在補腎養腎方面享有盛譽。比如，山藥是不溫不燥的補腎上品；板栗是益補腎氣的「乾果之王」；鱸魚是益筋骨、補肝腎的海菜一絕；韭菜是溫腎行氣的「起陽草」；山羊肉是能比人參的大補之物……就連豆漿也有「植物奶」的美譽。美食回味悠長，補腎之功就在一日三餐細加品嚐。

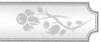

山藥，不溫不燥補腎上品藥

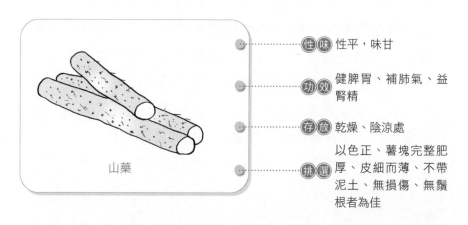

山藥

性味 性平，味甘

功效 健脾胃、補肺氣、益腎精

存放 乾燥、陰涼處

挑選 以色正、薯塊完整肥厚、皮細而薄、不帶泥土、無損傷、無鬚根者為佳

　　山藥，別名土薯，多年生草本植物，莖蔓生，常帶紫色，塊根圓柱形，葉子對生，卵形或橢圓形，花乳白色，雌雄異株。中醫理論認為：山藥性平，不溫不燥，有強健機體、滋腎益精的作用，凡是腎虧遺精，婦女白帶多、小便頻數等症，皆可服用，是食品又是藥品的

蔬菜。不僅如此，因為含有多種營養素，山藥含有大量的黏液蛋白、維生素及微量元素，能有效阻止血脂在血管壁的沉澱，預防心血管疾病，具有益智安神、延年益壽的功效。所以，注重養生的人們早已將其請上了餐桌。

怎樣選到好山藥呢？首先要掂重量，大小相同的山藥，較重的更好；其次看鬚毛，同一種類的山藥，鬚毛越多的山藥營養也更好；最後再看橫切面，山藥的橫切面肉質黃色似鐵鏽的切勿購買，有硬心且肉色發紅的品質差，如果呈雪白色說明該山藥是新鮮的。

山藥白鴿湯

懷山藥、玉竹、麥門冬各30克，白鴿1隻（鴿肉）。將全部用料一起放入瓦鍋內，加清水適量，大火煮沸後，小火煮2小時，調味即可。本菜可以滋補脾肺、生津止渴。適用於糖尿病脾肺虛損者，表現為口渴引飲、神疲乏力、知饑不食或食不知味、形體消瘦。玉竹和麥門冬能益胃生津，又能潤肺養陰。白鴿味甘鹹，性平，補益脾氣及補養脾陰。本藥膳治糖尿病飲水不足者。脾腎陽虛、小便清長者不宜飲用。

山藥燉雞

黃精30克，山藥150克，雞肉500克，調味品適量。將雞洗淨切塊，同山藥放入鍋中，加水適量，隔水燉熟，調味即可。分2次食用，隔日1次，連服數次，具有滋腎、益肺、健脾之功。適用於更年期綜合症屬陰虛或氣陰兩虛者。

山藥冰糖

山藥750克，冰糖、清水各適量。山藥削皮切成方塊放入鍋中，加冰糖、清水；先用大火煮滾，再改小火煮爛（約40分鐘）即可。山藥軟嫩香甜，有健脾、除濕、益肺固腎、益精補氣之功效。

黃鱔，腎寒之人亦食亦藥的補養品

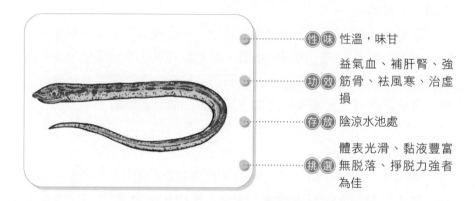

性味　性溫，味甘

功效　益氣血、補肝腎、強筋骨、祛風寒、治虛損

存放　陰涼水池處

挑選　體表光滑、黏液豐富無脫落、掙脫力強者為佳

黃鱔，無鱗，淡水食用魚。中醫理論認為，黃鱔肉味甘，性溫，歸肝、脾、腎經，有益氣血、補肝腎、強筋骨、祛風濕、治虛損之功效，民間用以入藥，可治療虛勞、陽痿、腰痛、腰膝痠軟等症。民間還有一些用黃鱔療疾的經驗，可供參考。比如，黃鱔頭煅灰，空腹溫酒送服，能治婦女乳核硬痛；黃鱔骨入藥，兼治臁瘡，療效頗顯著；黃鱔血滴入耳中，能治慢性化膿性中耳炎，滴入鼻中可治鼻衄（鼻出血）。外用時還能治口眼歪斜，顏面神經麻痺。常吃鱔魚有很強的補益功能，特別對身體虛弱、病後以及產後之人更為明顯。

黃鱔除高原外，各地均產，棲息在池塘、小河、稻田等處，常潛伏在泥洞或石縫中。夜出覓食。生殖情況較特殊，幼時為雌，生殖一次後，轉變為雄性。

食用黃鱔一個需要特別注意的問題是，鱔魚一旦死亡，就與蟹與鱉一樣，體內細菌大量繁殖並產生毒素，故以食用鮮活黃鱔為宜。此外，鱔魚還不宜與南瓜、菠菜、紅棗同食。

黃耆鱔魚羹

　　黃鱔500克，切絲；黃耆30克，紗布包。共加水煮熟。取出藥包，加食鹽、生薑調味服食。本品藥食並舉，補氣益血之功尤大。用於氣血不足、體倦無力等。若屬氣虛不能攝血的出血症也可應用。

燒鱔魚

　　黃鱔500克，切絲，放鍋中煽炒去黏液，起鍋後再用油、食鹽同炒，並加入大蒜、醬油、醋以水煮熟。畏腥氣者，可於起鍋前放入適量酒、蔥或芹菜。本品有補血、止血作用，還可以用於產後血虛、久痢、痔出血。

蒜鱔湯

　　鱔魚250克，連鬚大蒜頭1枚，黃酒250CC。先將鱔魚洗淨切段，與大蒜頭一起放入鍋內，加入黃酒和水適量，煎煮熟爛。稍溫，佐餐食用。本品善補陽氣、益虛損，有溫陽補虛、理氣除脹的功效，適用於肝硬化腹水、蛋白倒置者。

鱸魚，益筋骨、補肝腎的海菜一絕

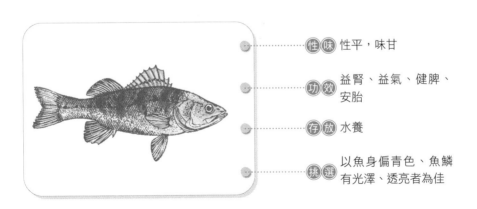

性味　性平，味甘

功效　益腎、益氣、健脾、安胎

存放　水養

挑選　以魚身偏青色、魚鱗有光澤、透亮者為佳

鱸魚，又稱花鱸、寨花、鱸板等，俗稱鱸鮫，是「四大名魚」之一。中醫理論認為，鱸魚味甘，性平，具有益腎、補氣、健脾、安胎之功效。適宜貧血頭暈、婦女妊娠水腫、胎動不安之人食用。《本草經疏》這樣評價：「鱸魚，味甘淡性平，與脾胃相宜。腎主骨，肝主筋，滋味屬陰，總歸於臟，益二臟之陰氣，故能益筋骨。脾胃有病，則五臟無所滋養，而積漸流於虛弱，脾弱則水氣氾濫，益脾胃則諸證自除矣。」崔禹錫的《食經》說鱸魚「主風痺，面皰。補中，安五臟」。《嘉祐本草》：「補五臟，益筋骨，和腸胃，治水氣。」《本草衍義》認為鱸魚「益肝腎」。

　　現代醫學認為，鱸魚富含蛋白質、維生素A、維生素B群、鈣、鎂、鋅、硒等營養元素，具有補肝腎、益脾胃、化痰止咳之效，對肝腎不足的人有很好的補益作用；鱸魚還可治胎動不安、產生少乳等症，對準媽媽和生產婦女來說，吃鱸魚是一種既補身又不會造成營養過剩而導致肥胖的營養食物，是健身補血、健脾益氣和益體安康的佳品；鱸魚血中還有較多的銅元素，銅能維持神經系統的正常功能並參與數種物質代謝的關鍵酶的功能發揮，銅元素缺乏的人可食用鱸魚來補充。下面介紹幾款關於鱸魚的食方。

鱸魚健脾湯

　　鱸魚50克，白朮10克，陳皮5克，胡椒適量。煎湯服。鱸魚益脾健胃，猶嫌力量不足，故加用白朮健運脾胃，輔以陳皮理氣健胃，胡椒溫中健胃。用於脾胃虛弱、消化不良、食少腹瀉，或胃脘隱隱作痛或冷痛者。

黃耆燉鱸魚

　　鱸魚1尾（250～500克），黃耆60克。隔水蒸熟，飲湯食肉。黃耆、鱸魚同用，能補氣益血，生肌收口。手術後可促進傷口癒合。

羊肉，性比人參、黃耆的大補之物

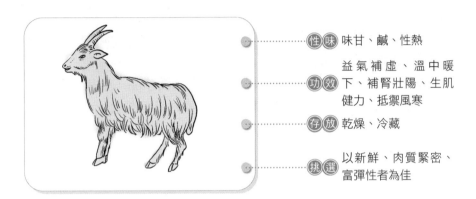

性味 味甘、鹹、性熱

功效 益氣補虛、溫中暖下、補腎壯陽、生肌健力、抵禦風寒

存放 乾燥、冷藏

挑選 以新鮮、肉質緊密、富彈性者為佳

羊肉，味甘、鹹，性熱，無毒，歸腎經，**具有補虛助陽之功效，可治虛勞內傷，筋骨痹弱，腰脊痠軟，陽痿，帶下，不孕。**《本草匯言》中稱：「大補虛勞，脫力內傷，筋骨痹弱。又治男子精寒髓乏，陽事不振，或婦人積年淋帶，腰脊痠軟，血冷不育等症，用酒煮爛，和椒、鹽作脯食。」

羊肉能比人參、黃耆。人參、黃耆補氣，羊肉補形。但要說明的是，羊肉性溫熱，吃多了容易上火。因此，吃羊肉時要搭配涼性和甘平性的蔬菜（冬瓜、絲瓜、菠菜、白菜、金針菇、蘑菇、茭白筍、竹筍等），能產生清涼、解毒、祛火的作用。吃羊肉時最好搭配豆腐，不僅能補充多種微量元素，其中的石膏還能產生清熱瀉火、除煩、止渴的作用。再者，諺語說：「羊幾貫，賬難算，生折對半熟時半，百斤只剩廿餘斤，縮到後來只一段。」意思是100斤羊，宰羊解割下來只剩50斤，煮熟後大約只剩20斤。由此可見，羊肉折損多，羊肉吃到肚裡容易發脹最能飽人，滋補者是羊肉，害人者也是羊肉。所以，吃羊肉時，肚裡一定要留有餘地，以待它發脹，不可吃得太多，飽則傷脾壞腹。

不僅如此，夏秋季節氣候熱燥，不宜吃羊肉；羊肉內易藏匿旋毛蟲等細菌，它們不易被消化，吃後可能引起四肢無力、昏迷不醒等症狀，所以食用時一定要炒透燒熟，特別是在涮羊肉時一定要注意；羊肉食後容易動氣生熱，所以不可與南瓜、何首烏、半夏、草蒲同食，否則會壅氣發病；羊肉不可燒糊烤焦，否則不僅肉老不新鮮，而且還會產生致癌物質。

此外，許多人吃羊肉時喜歡配食醋作為調味品，吃起來更加爽口，其實是不正確的。因為羊肉性熱，功能是益氣補虛；而醋中含蛋白質、糖、維生素、醋酸及多種有機酸，性溫，宜與寒性食物搭配，與熱性的羊肉不適宜。

吃羊肉後不宜馬上飲茶，因為羊肉中含有豐富的蛋白質，而茶葉中含有較多的鞣酸，吃完羊肉後馬上飲茶，會產生一種叫鞣酸蛋白質的物質，容易引發便祕。

羊肉白米粥

羊肉100克，肉蓯蓉30克（切片），白米100克，生薑3片。將肉蓯蓉放入鍋內煮1小時，撈去藥渣，再放入羊肉、白米、生薑，同煮粥，熟時加入適量調味食用，有益腎壯陽、補精養血、潤腸強身作用。適用於腎虛陽痿、腰膝痠軟、性欲減退、大便乾燥、面色灰暗等症。

當歸生薑羊肉湯

羊肉250克，當歸10克，生薑適量。水煎取汁，羊肉燉爛，湯內同服。本品具有溫肝補血、散寒暖腎之功效。主治體虛畏冷、哈欠連連，或寒疝腹痛，或婦女產後血虛之體。有資料報導，尚能治療某些男性不育症。

豬肉，五畜之中豬肉最補腎

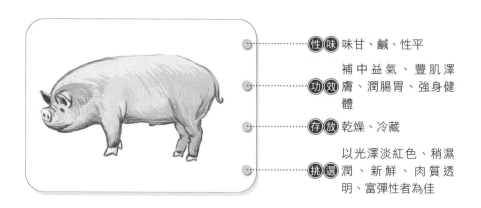

- **性味** 味甘、鹹、性平
- **功效** 補中益氣、豐肌澤膚、潤腸胃、強身健體
- **存放** 乾燥、冷藏
- **挑選** 以光澤淡紅色、稍濕潤、新鮮、肉質透明、富彈性者為佳

　　豬肉，又名豚肉，五畜之一。五畜指犬、羊、牛、雞、彘，與五行的配屬關係為：犬屬木，羊屬火，牛屬土，雞屬金，彘屬水。五臟之中腎屬水，腎與彘同類相屬，彘為水畜，入腎，其味甘、鹹，性平，歸入脾、腎經，故有補腎的作用。**能產生滋養臟腑、補中益氣、補虛強身、滋陰潤燥、豐肌澤膚的功效。**

　　現代研究發現，豬肉含有豐富的蛋白質及脂肪、糖類、鈣、磷、鐵等成分，是日常生活的主要副食品，凡病後體弱、產後血虛、面黃羸瘦者，皆可用之作營養滋補之品。調查結果發現，某地80歲以上的長壽老人們幾乎每天都吃豬肉，主要由於烹調方法不同，豬肉煮的時間都很長，先將豬肉煮2～3小時後，再加入海帶或蘿蔔再煮1小時，做成一種湯菜食用。

　　經過化驗分析，豬肉經長時間燉煮後，脂肪會減少30%～50%，不飽和脂肪酸增加，而膽固醇含量大大降低。

　　豬肉雖是日常食品，一般健康人和患有疾病之人均能食之，但多食令人虛肥，大動風痰，多食或冷食易引起胃腸飽脹或腹脹腹瀉。成年人每天80～100克，兒童每天50克。如果調煮得宜，豬肉可成為

「長壽之藥」。對於脂肪肉及豬油，患高血壓或偏癱（中風）病者及腸胃虛寒、虛肥身體、痰濕盛、宿食不化者應慎食或少食之。一般入藥均為豬瘦肉。

栗子燜豬肉

　　五花肉500克，栗子（新鮮）600克，蒜頭適量。先用太白粉、醬油醃製五花肉，蒜頭切成片；將栗子用沸水煮熟撈出，去殼去內皮，洗淨備用；下油熱鍋，放蒜片，將豬肉放入鍋內炒至變色，加入栗子翻炒幾下，加水燜熟即可。本品補益性強，有健脾益胃、補腎強腰、強筋骨、活血、止血之功。但體胖者、高膽固醇的人不宜多吃。

當歸瘦肉湯

　　豬瘦肉500克，切塊，當歸30克。加水適量，用小火煎煮。可稍加食鹽調味，除去藥渣，飲湯吃肉。可分作2～3次服。本品具有補肝益血之功效，可用於貧血或血虛所致的頭昏眼花、疲倦乏力以及產婦缺乳。

黑豆燉豬肉

　　黑豆50克，瘦肉100克。先將豬肉於水中煮開，棄湯，再與黑豆共燉至爛，加適當調味品，食肉飲湯。本品有補腎、利尿、健脾等作用。

韭菜，溫腎行氣的「起陽草」

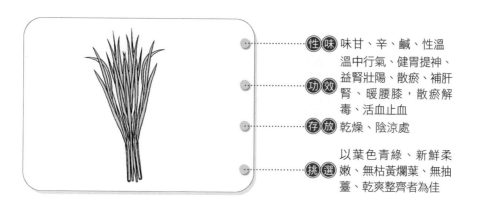

性味 味甘、辛、鹹、性溫

功效 溫中行氣、健胃提神、益腎壯陽、散瘀、補肝腎、暖腰膝，散瘀解毒、活血止血

存放 乾燥、陰涼處

挑選 以葉色青綠、新鮮柔嫩、無枯黃爛葉、無抽薹、乾爽整齊者為佳

　　韭菜，別名懶人菜、起陽草，屬百合科多年生草本植物，以種子和葉等入藥。除作菜用外，還有良好的藥用價值。其根味辛，入肝經，溫中，行氣，散瘀，葉味甘、辛、鹹，性溫，入胃、肝、腎經，溫中行氣，散瘀，補肝腎，暖腰膝，壯陽固精。**韭菜活血散瘀，理氣降逆，溫腎壯陽，有健胃、提神、止汗固澀、補腎助陽、固精等功效。適用於肝腎陰虛盜汗、遺尿、尿頻、陽痿、陽強（男子陰莖異常勃起不倒數小時）、遺精等症。**醫藥常常用於補腎陽虛、精關不固等，是男子、女子房事後常見病的最常用的食療菜。

　　韭菜選購以葉直、鮮嫩翠綠為佳，這樣的營養素含量較高。但需注意消化不良或腸胃功能較弱的人吃韭菜容易胃灼痛，故不宜多吃。此外，若不慎將石榴、馬鈴薯同食，韭菜水可以解毒。

韭汁牛乳湯

　　韭菜250克，生薑30克，切段或搗碎，用紗布包絞取汁液；加入牛乳250CC，加熱煮沸，慢慢溫服。此方源於《丹溪心法》。本方用牛乳補養胃氣，生薑溫中化痰止嘔，韭菜汁開胃降逆、散瘀。用於脾

胃虛寒、嘔吐少食，或噎嗝反胃、胸膈作痛、胃有痰濁瘀血者。

核桃仁炒韭菜

核桃仁50克，韭菜、香油、食鹽各適量。將核桃仁用油炸黃，並將韭菜洗淨，切成段後，放入核桃仁內翻炒，調入食鹽即可。此方具有補腎助陽的作用，適用於早期陽痿患者。

鴨，體質偏熱者的保健食品

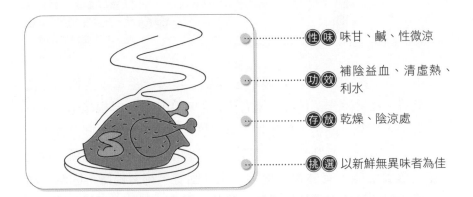

性味 味甘、鹹、性微涼

功效 補陰益血、清虛熱、利水

存放 乾燥、陰涼處

挑選 以新鮮無異味者為佳

鴨肉，即鴨科動物家鴨的肉。家鴨又稱鶩、家鳧、野鶩。其味甘、鹹，性微涼，歸脾、胃、肺、腎經，**能補陰益血，清虛熱，利水。多用於虛勞骨蒸發熱、咳嗽痰少、咽喉乾燥、血虛或陰虛陽亢、頭暈頭痛、水腫、小便不利等。民間還傳說，鴨是肺結核病人的「聖藥」。**《本草綱目》記載：鴨肉「主大補虛勞，最消毒熱，利小便，除水腫，消脹滿，利臟腑，退瘡腫，定驚癇」。

鴨是餐桌上的上乘肴饌，也是人們進補的優良食品。細心的人會發現，為什麼人們都吃烤鴨，很少有燉鴨子，而雞則很少烤著吃，而是燉的多呢？這跟烹飪有關係。古代養生，講究烹飪應該和食物的性味相適應。拿雞鴨來說。雞，為陸地家禽，屬於性溫之物，溫屬於火

性，而火性之物主發散，所以最好不要再拿來作什麼燒烤之物食用，因為燒烤會發散其補益的作用，如此就違逆了食物的本性；鴨子、鴨肉的營養價值與雞肉相仿，但在中醫看來，鴨子吃的食物多為水生物，屬寒性，而燒烤則可以驅寒之性，凡體內有熱的人適宜食鴨肉，體質虛弱、食欲不振、發熱、大便乾燥和水腫的人食之更為有益。

鴨肉是美食，一般人群均可食用。適用於體內有熱、上火的人食用；同時適宜營養不良、產後病後體虛、盜汗、遺精、婦女月經少、咽乾口渴者食用，發低熱、體質虛弱、食欲不振、大便乾燥和水腫的人，食之更佳；還適宜癌症患者及放療、化療後、糖尿病、肝硬化腹水、肺結核、慢性腎炎水腫者食用。但正如上面所說，機體虛寒，受涼引起的不思飲食，胃部冷痛，腹瀉清稀，腰痛及寒性痛經以及肥胖、動脈硬化、慢性腸炎等患者應少食，感冒患者不宜食用。

此外，要特別說明的是，**鴨肉忌與兔肉、楊梅、核桃、鱉、木耳、胡桃、大蒜、蕎麥同食。**

老鴨湯

取老鴨1隻，去內臟洗淨後，將中藥芡實200克放進腹腔內，並加蔥、薑、黃酒及清水適量，入砂鍋，先以大火燒開，再改小火燉煮2小時，待肉酥即可食用。或用鴨與玉竹、枸杞、黃精等中藥共煮配餐食療，尤對腎陰虧虛的糖尿病患者有效。

鴨肉海參湯

鴨肉200克，海參50克，食鹽各適量。將鴨宰殺，清水漂洗兩次，取鴨肉切片；海參泡發脹透，切片。鴨肉和海參一併放在砂鍋內，加適量清水，先用大火煮沸，再用小火燉煮2小時左右，注意加水，防止燒乾。待鴨肉熟爛後停火。加食鹽調味。當點心或佐餐食用。本品可用於肝腎陰虛引起的頭暈目眩、耳鳴健忘、腰膝痠軟、五心煩熱、盜汗遺精、小便赤熱等病症。

海帶燉鴨肉

鴨1隻，去腸雜等切塊；海帶60克，泡軟洗淨。加水一同燉熟，略加食鹽調味服食。鴨肉能補陰抑陽，屬涼性；海帶味鹹涼，有降血壓、降血脂的作用。民間多用本品來防治高血壓、血管硬化。

第二節
益氣佳品：「黑」食為首選

黑色食品之所以適宜在冬天食用，是由天、地、人之間的關係所決定的。古人認為，木、火、土、金、水是宇宙間最基本的物質，這五種物質不僅各有其特性，而且還可與自然萬物及人體「比類取象」。冬天寒冷，與水的特性相似，在與人體五臟配屬中，內合於腎，在與自然界五色配屬中，則歸於黑。由此可知，腎與冬相應，黑色入腎。

核桃仁，補腎溫肺的「固精藥」

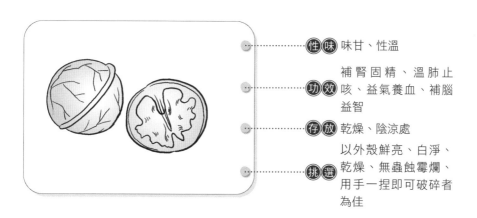

- **性味** 味甘、性溫
- **功效** 補腎固精、溫肺止咳、益氣養血、補腦益智
- **存放** 乾燥、陰涼處
- **挑選** 以外殼鮮亮、白淨、乾燥、無蟲蝕霉爛、用手一捏即可破碎者為佳

核桃仁，又名胡桃仁、胡桃肉。核桃，為胡桃科植物胡桃的乾燥成熟種子。其味甘，性溫，歸腎、肺經，**具有補腎溫肺、潤腸通便之功效，可用於腰膝痿軟，陽痿遺精，虛寒喘嗽，大便祕結。適合腎陽虛衰、腰痛腳弱、小便頻數者**。陰虛火旺、痰熱咳嗽及便溏者不宜

用。從中醫學角度來看，養生講究同類相求，以類取象，去掉核桃殼後，如果能獲得一個完整的核桃仁，大家就能清晰地看到核桃仁像人的左右腦，所以，認為核桃能補腦。

事實上，關於核桃補腦也已經被現代科學證實。現代營養學研究認為，核桃除去約50%的殼等廢棄物後的淨仁，含有63%的亞油酸、16.4%的亞麻酸，以及豐富的蛋白質、磷、鈣和多種維生素，含有大量的不飽和脂肪酸，能強化腦血管彈力和促進神經細胞的活力，提高大腦的生理功能。而且核桃含磷脂較高，可維護細胞正常代謝，增強細胞活力，防止腦細胞的衰退。它有防止細胞老化，減少腸道對膽固醇的吸收，滋潤肌膚、烏黑頭髮等功效，特別適合動脈硬化、高血壓、冠心病人以及腦力工作者多食。**在日本，有的營養學家宣導學齡兒童每天吃2～3枚核桃，能健腦、增強記憶力，對那些焦躁不安、少氣無力、厭惡學習和反應遲鈍的孩子很有幫助。**

核桃仁粥

先將核桃仁15克、雞內金12克搗爛如泥，加水研汁去渣。同白米100克煮為稀粥。上為1日量，分頓食用。連服10日為1個療程。本品不僅粥稠濃香，甜而入味，常食還可健腦補腎潤肺。

蜂蜜核桃仁

蜂蜜20克，核桃仁50克。將生核桃仁洗淨，焙乾研細末，蜂蜜調勻，分次食用。本品有補腎益氣之功效。適合腎氣虛損型早洩、伴聽力減退、頭暈耳鳴、腰脊痠軟、小便頻數、面色蒼白者食用。

核桃仁雞湯

公雞1隻，核桃仁100克，薑、蔥、料理米酒各適量。把全部用料洗淨放入鍋內，加清水適量，大火煮沸後，改小火燉2小時，下鹽調味食用。本品具有溫腎補陽之功效，適於陽虛水腫、肢軟、畏寒、小便頻數等腎陽不足者食用。

板栗，益補腎氣的「乾果之王」

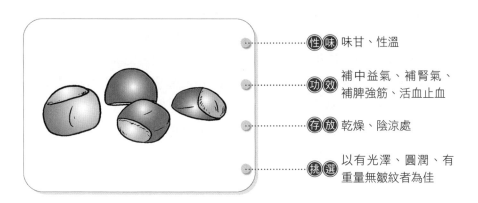

性味　味甘、性溫

功效　補中益氣、補腎氣、補脾強筋、活血止血

存放　乾燥、陰涼處

挑選　以有光澤、圓潤、有重量無皺紋者為佳

　　板栗，又名栗，是殼斗科栗屬的植物，素有「乾果之王」的美譽，又享有「鐵桿莊稼」的美譽。《本草綱目》記載，栗性溫、味甘，入脾、胃、腎經，可治腎虛，腰腿無力，能通腎益氣，厚腸胃也。而唐代孫思邈則說：「栗，腎之果也，腎病宜食之。」**板栗形似腎，按照以形補形的理論，板栗對腎有著很好的補益作用。所以建議人們要經常食用板栗。**

　　板栗多產於山坡地，國外稱為「健康食品」，屬於健胃補腎、延年益壽的上等果品。現代醫學研究也證實，**生食板栗有治療腰腿痠痛、舒筋活絡的功效。栗子所含高澱粉可提供高熱量，而鉀有助於維持正常心脈規律，纖維素則能強化腸道，保持排泄系統正常運作。**

　　人過中年，陽氣漸漸衰退，人也像午後的太陽一樣，身體出現下降趨勢。不僅腰膝痠軟、四肢疼痛，還可能出現牙齒鬆動、脫落的症狀，這些都是腎氣不足的表現，當從補腎入手，及早預防。板栗香甜可口，做乾果零食或是做菜餚佐餐都很相宜，它不僅含有大量澱粉，可以直接當飯吃，而且含有蛋白質、脂肪、維生素B群等多種營養成分，有很好的食療保健功能。

由於現在生活條件不斷改善，父母對孩子的飲食安排往往過於精細，導致臨床多見的幼兒脾虛證，典型症狀為幼兒面色無華、體倦乏力、形體偏瘦、厭食或拒食、經常腹瀉。此時可將板栗仁蒸煮熟，磨粉製成糕餅，以增加其食欲，收澀瀉泄，調理腸胃。用板栗和白米熬製的板栗粥老少皆宜，板栗與白米一起可健脾胃，增進食欲，既可用於脾胃虛寒導致的慢性腹瀉患者的恢復，也適合治療老年人由於功能退化所致的胃納不佳，氣虛乏力。此外，懷孕初期孕婦常常胃口不佳，家人可勸食些熟板栗以幫助她們改善腸胃功能。

板栗還有活血散瘀的作用。生食板栗有止血功效，可治吐血、衄血、便血等常見出血症。將生板栗去殼，搗爛如泥，塗於患處可以治跌打損傷、瘀血腫痛等。下面提供幾款強筋、補腎、健脾的板栗食療方，以供大家參考。

🥢 板栗糕

板栗200克，糯米粉500克，白糖50克，瓜子仁、松仁各10克。將栗子去殼，用水煮極爛，加糯米粉和白糖揉勻，入熱屜中旺火蒸熟，出屜時撒上瓜子仁、松子仁。本糕味香甜糯軟，具有健脾益氣養胃、強筋健骨補虛的功效，適用於年老體弱、腰膝痠軟、不欲納食等病症。

🥢 栗子燒大白菜

生栗子300克，大白菜500克，白糖、太白粉、花生油各適量。栗子煮至半熟，撈出，剝去外殼，對半切開；大白菜洗淨，切長條塊；鍋內放入花生油燒熱，下栗子略炸後撈出瀝油；鍋內留少許底油燒熱，下白菜略炸，放入栗子，加清水、醬油、精鹽、白糖用旺火燒沸，再改用小火燒至熟透，用太白粉勾芡，起鍋裝盤即成。本菜具有補脾、益腎、止血的功效，適用於治療脾胃虛弱、食少便血、體倦乏力、腎虛腰膝無力、大便帶血及壞血病等病症。

🍚 栗子薑棗粥

板栗30克，紅棗10枚，山藥15克，生薑6克，米100克。加水煮成稀粥食，或再加紅糖調味食。栗子能補腎、益脾、止瀉。《本草綱目》說：「有人內寒，暴泄如注，令食煨栗二、三十枚頓癒。」方中山藥、米亦益脾養胃之物，薑、紅棗、紅糖能溫養脾胃。此方用於脾胃虛弱、畏食冷物、少食腹瀉，或幼兒疳積、消化不良等。

蠶蛹，益精助陽、烏鬚黑髮的食藥

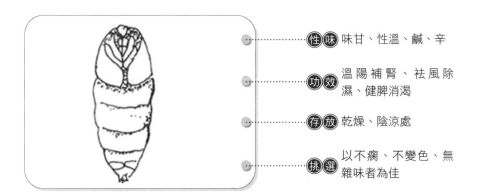

性味	味甘、性溫、鹹、辛
功效	溫陽補腎、祛風除濕、健脾消渴
存放	乾燥、陰涼處
挑選	以不癟、不變色、無雜味者為佳

蠶蛹，為蠶蛾科昆蟲家蠶的蠶繭繅絲後留下的蛹體。中醫學認為，本品味甘、鹹、辛，性溫，歸脾、胃、腎經，有溫陽補腎、祛風除濕、健脾消積之功，**適用於腎陽虧虛、陽痿遺精、風濕痹痛、小兒疳積等**。《備急千金要方》說它：「益精氣，強男子陽道，治泄精」。《本草綱目》記載：「為末飲服，治小兒疳瘦，長肌，退熱，除蛔蟲；煎汁飲，止消渴。」

藥理研究證實，蠶蛹對機體醣、脂肪代謝能發揮一定的調整作用。白僵蠶蛹油有降血脂的作用；用蠶蛹油提純品製成丸劑，用於治療高膽固醇，對降低膽固醇和改善肝功能有顯著療效。適量食用蠶蛹，對高血壓、高血脂、慢性肝炎及營養不良患者有較好的輔助治療

功效。據報導，日本等國已經從蠶蛹中生產出了 α-干擾素，臨床用於抗癌治療。

　　這裡要特別提醒大家的是，為預防蠶蛹中毒，一是要採購新鮮蠶蛹，不買、不食腐敗變質的蠶蛹；二是食用蠶蛹前，必須充分加熱，應先在沸水中煮15分鐘再烹炒、油炸；三是少吃，未吃完的蠶蛹放置後，應徹底加熱後再食用。

核桃仁燉蠶蛹

　　核桃仁15克，蠶蛹80克，肉桂3克。先將肉桂洗淨，曬乾或烘乾，研成極細末。將蠶蛹洗淨，晾乾後略炒一下，與核桃仁同放入大碗內，加水適量，調入肉桂末，攪拌均勻，隔水燉熟，即成。可當點心，隨意服食或早晚分2次分服。可以補益肝腎、健腦益智、溫肺潤腸、烏鬚黑髮。適用於精血不足之腰膝痠軟、夜尿頻多、陽痿遺精、鬚髮早白、肺結核、咳嗽等。

蠶蛹炒韭菜

　　蠶蛹50克，韭菜200克，薑末、精鹽、素油等各適量。將韭菜、蠶蛹分別洗淨備用。炒鍋置火上放入油，將瀝淨水的蠶蛹略炒，再放入韭菜段，加入薑末、精鹽翻炒均勻即可裝盤上桌。可補氣養血，溫腎助陽，消除疲勞，抗衰老。適於高血脂、高血壓、動脈硬化、陽痿遺精、便祕等患者食用。

蒸蛹肉

　　蠶蛹50克，羊肉150克，核桃仁100克，調味品適量。將羊肉洗淨，切片，與蠶蛹入油鍋中略炒至變色後，放碗內，加核桃仁、蔥花、薑末、食鹽、豬油等，蒸熟服食。可補腎壯陽，適用於腎陽虧虛所致的陽痿、性欲減退等。

黑芝麻，補肝腎、潤五臟的「上品仙藥」

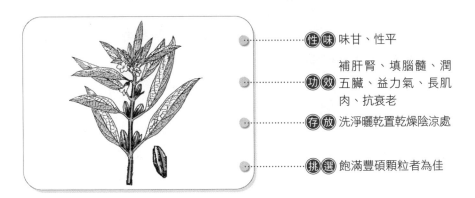

性味 味甘、性平

功效 補肝腎、填腦髓、潤五臟、益力氣、長肌肉、抗衰老

存放 洗淨曬乾置乾燥陰涼處

挑選 飽滿豐碩顆粒者為佳

　　黑芝麻，胡麻科芝麻的黑色種子，呈扁卵圓形。**中醫藥理論認為，黑芝麻味甘，性平，歸肝、腎、大腸經，具有補肝腎、填腦髓、潤五臟、益氣力、長肌肉、抗衰老的作用，被古人稱為久服不老的仙藥。**作為食療保健佳品，被廣泛用於治療肝腎精血不足所致的脫髮、鬚髮早白、腰膝痠軟、四肢乏力、眩暈、步履艱難、五臟虛損、皮燥髮枯、腸燥便祕等病症，在烏髮養顏方面的功效，更是有口皆碑。

　　一般素食者應多吃黑芝麻，而腦力工作者更應多吃黑芝麻。

　　從現代醫學的角度來看，黑芝麻同樣是難得的佳品，含有多種人體必需的胺基酸、脂肪和蛋白質，而且黑芝麻含有的脂肪大多為不飽和脂肪酸，有延年益壽的作用。在維生素E、維生素B_1的作用參與下，它能加速人體的代謝功能；黑芝麻含有的鐵和維生素E是預防貧血、活化腦細胞、消除血管膽固醇的重要成分。現代醫學研究結果還證實，膽結石患者常吃黑芝麻可以幫助增加膽汁中的卵磷脂含量，從而幫助人們預防和治療膽結石，是常用的保健佳品。

　　單就黑芝麻而言，可以採取洗淨後曬乾的方式，這樣不僅可以幫助去除雜質，還能把那些不飽滿的芝麻去掉（洗的時候，不飽滿的

芝麻自然就浮在水面上）。用的時候，取曬好的黑芝麻清炒至發出「啪、啪」的聲響，搗碎，每天食用9～15克即可。

黑芝麻紅棗粥

　　黑芝麻500克炒香，碾成粉；鍋內水燒熱後，將白米、黑芝麻粉、紅棗同入鍋，先用大火燒沸後，再改用小火熬煮成粥，食用時加糖調味即可。此粥有補肝腎、烏髮之功效。

黑芝麻桑葚糊

　　用黑芝麻、桑葚各60克，米30克，白糖10克。將米、黑芝麻、桑葚分別洗淨，同放入石缽中搗爛；砂鍋內放清水3碗，煮沸後放入白糖，再將搗爛的米漿緩緩調入，煮成糊狀即可。此糊補肝腎、潤五臟、祛風濕、清虛火，常服可治病後虛羸、鬚髮早白、虛風眩暈等症。

芝麻核桃粥

　　黑芝麻50克，核桃仁100克，一起搗碎，加適量米和水煮成粥。此粥補肝腎，對繼發性腦萎縮症有食療作用。

黑木耳，中餐裡滋補強腎的「黑色瑰寶」

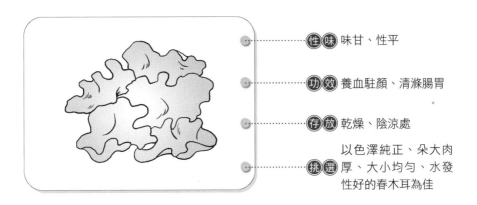

性味 味甘、性平

功效 養血駐顏、清滌腸胃

存放 乾燥、陰涼處

挑選 以色澤純正、朵大肉厚、大小均勻、水發性好的春木耳為佳

　　黑木耳，別名光木耳。實體膠質，成圓盤形，耳形不規則形，新鮮時軟，乾後成角質。口感細嫩，風味特殊，是一種營養豐富的著名食用菌。**中醫藥理論認為，黑木耳是著名的山珍，味甘，性平，入胃、大腸經。色澤黑褐，質地柔軟，味道鮮美，營養豐富，可食、可藥、可補，被稱為中餐中的「黑色瑰寶」。**黑木耳能和血養榮，有潤膚駐顏之功效。據記載，它是上古時代帝王獨享之佳品。

　　從現代醫學角度來看，黑木耳含醣類、蛋白質、脂肪、胺基酸、維生素和礦物質，有益氣、充饑、輕身強智、止血止痛、補血活血等功效。富含多醣膠體，有良好的清滑作用，是礦山工人、紡織工人的重要保健食品。

　　黑木耳具有一定的抗癌和治療心血管疾病功能。

　　日常鑑別、挑選黑木耳，可以採用「四字法」：一看，優質黑木耳烏黑光潤，其背面略呈灰白色，體質輕鬆，身乾肉厚；二聞，嗅之有清香之氣，而用化學品泡過的黑木耳有刺鼻的味道，如黴味、酸臭味等，泡發後味道亦難散去；三觸，用手指尖蘸一點水，在木耳上蹭幾下，判斷木耳是否掉色；四嚐，優質木耳放入嘴裡嚼時，有渾厚鮮

味感；而用化學品（紅糖、食鹽、明礬、硫酸鎂等）泡過的木耳有淡甜味或苦澀味，口感差。

黑木耳炒金針花

木耳（乾）20克，金針花（乾）80克，鹽、蔥花、花生油、太白粉、素鮮湯各適量。將木耳放入溫水中泡發，去雜洗淨，用手撕成片；金針花用冷水泡發，去雜質洗淨，擠去水分。鍋置火上，放花生油燒熱，放入蔥花煸香，再放入木耳、金針花煸炒，加入素鮮湯、鹽煸炒至木耳、金針花熟入味，用太白粉勾芡，出鍋即成。此菜具有「安五臟、利心志、明目」的功效。懷孕早期常吃此菜，還有健腦安神作用，有利胎兒腦組織細胞的發育，增強智力。

黑木耳燉紅棗

木耳（水發）40克，紅棗（乾）30克。將木耳、紅棗洗淨，放入鍋內，加水適量，小火煎煮30分鐘即可。每日2次，連服7日。此湯有氣血雙補之功，是可用於一切出血性疾病的食療之品。

黑米，滋陰補腎的「世界米中之王」

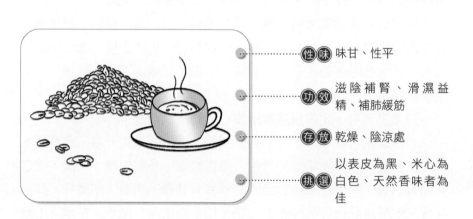

性味 味甘、性平

功效 滋陰補腎、滑濕益精、補肺緩筋

存放 乾燥、陰涼處

挑選 以表皮為黑、米心為白色、天然香味者為佳

黑米，屬糯米類，是一種藥食兼用的米。中醫認為黑米味甘，性平，歸脾、胃經。**古醫書記載：黑米具有滋陰補腎、滑濕益精、補肺緩筋等功效；可入藥、入膳，對頭昏目眩、貧血白髮、腰膝痠軟、夜盲、耳鳴症療效尤佳。**因此，人們俗稱「藥米」。黑米外表墨黑，營養豐富，還有「黑珍珠」和「世界米中之王」的美譽。也因其獨特功效，歷代帝王把它作為宮廷養生珍品，稱為「貢米」。

　　黑米和紫米都是稻米中的珍貴種類，屬於糯米類。主要營養成分（糙米）：黑米按所含物質計，粗蛋白質、粗脂肪、醣類含量高，不僅如此，而且所含錳、鋅、銅等無機鹽都比白米高1～3倍；更含有白米所缺乏的維生素C、葉綠素、花青素、胡蘿蔔素及強心苷等特殊成分。由於它最適於孕婦、產婦等補血之用，又稱「月米」、「補血米」等。現代醫學證實，黑米具有益氣活血、滋陰補腎、健脾暖肝、養肝明目等療效。**經常食用黑米，有利於防治頭昏、目眩、貧血、白髮、眼疾、腰膝痠軟、肺燥咳嗽、大便祕結、小便不利、腎虛水腫、食欲不振、脾胃虛弱等症。**

　　由於黑米所含營養成分多聚集在黑色皮層，故不宜精加工，以食用糙米或標準三等米為宜。挑選優質黑米的方法：一看，正宗黑米只是表面米皮為黑色，剝去米皮，米心是白色，米粒顏色有深有淺，而染色黑米顏色基本一致；二聞，正宗黑米用溫水泡後有天然米香，染色米無米香、有異味；三摸，正宗黑米是糙米，米上有米溝；四搓，正宗米不掉色，水洗時才掉色，而染色米一般手搓會掉色。

黑米粥

　　黑米100克，紅糖適量。先將黑米洗淨，放入鍋內加清水煮粥，待粥至濃稠時，再放入紅糖稍煮片刻即可食用。能益氣補血、暖胃健脾、滋補肝腎、止咳喘，特別適合產後新媽媽滋補身體。但病後消化能力弱的人不宜吃黑米，可吃些紫米來調養。

🍚 三黑粥

黑米50克，黑豆20克，黑芝麻15克，核桃仁15克。共同熬粥加紅糖調味食之。常食能烏髮潤膚美容，補腦益智，還能補血。適合鬚髮早白、頭昏目眩及貧血患者食用。

🍚 黑米蓮子粥

黑米100克，蓮子20克。共同煮粥，熟後加冰糖調味食之。能補腎健脾、滋陰養心，適合孕婦、老人、病後體虛者食用，健康人食之也可防病。

黑棗，益氣生津、補腎固精的「營養倉庫」

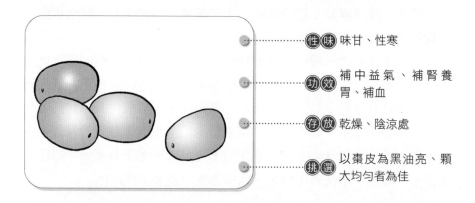

性味 味甘、性寒

功效 補中益氣、補腎養胃、補血

存放 乾燥、陰涼處

挑選 以棗皮為黑油亮、顆大均勻者為佳

黑棗是鮮棗的乾製品，味甘，性寒，歸心、肺、腎經，有補中益氣、補腎養胃、補血之功效。核則有補腎固精、利尿消石、潤腸通便、溫肺定喘的作用，常用於腎虛腰痛、尿道結石等症。黑棗營養豐富，含有蛋白質、脂肪、醣類、多種維生素等，以含維生素C和鈣質、鐵質最多，有很高的藥用價值，有「營養倉庫」之美譽。多用於補血和作為調理藥物，對貧血、血小板減少、肝炎、乏力、失眠有一定療效。

識別優質黑棗：好的黑棗皮色應烏亮有光，黑裡泛出紅色，皮色烏黑者為次，色黑帶萎者更次；好的黑棗顆大均勻，短壯圓整，頂圓蒂方，皮面縐紋細淺；在挑選黑棗時，也應注意識別蟲蛀、破頭、爛棗等。棗子吃多了會脹氣，孕婦如果有腹脹現象就不要吃棗了，只喝棗湯就可以。

黑棗含有大量果膠和鞣酸，這些成分與胃酸結合，同樣會在胃內結成硬塊。所以，不宜空腹吃。因為黑棗性寒，脾胃不好者不可多吃。過多食用棗會引起胃酸過多和腹脹；忌與柿子同食。

🍚 黑棗豆兔湯

兔肉200克，黑棗10枚，黑豆30克，生薑2片。兔肉洗淨；黑棗洗淨，去核；黑豆洗淨，浸1小時，揀去浮豆；生薑洗淨。把全部用料放入鍋內，加清水適量，大火煮沸後，小火燉2小時，調味供用。此湯有補腎養血、美髮延年之功效。對鬚髮早白、高血脂症、糖尿病屬脾腎不足、精血虧虛症見白髮、脫髮、體倦乏力、神疲懶言、頭暈目眩、腰膝痠軟等有輔助治療的作用。

🍚 黑棗瘦肉湯

豬瘦肉60克，生地黃30克，枸杞15克，黑棗5枚。豬瘦肉洗淨，切片；生地黃、枸杞、黑棗（去核）洗淨。把全部用料放入鍋內，加清水適量，大火煮沸後，小火燉1小時，調味供用。此湯有滋陰養血、美髮黑髮之功效。對早衰屬陰虛血燥，症見髮白髮枯，臉色不澤，口乾渴飲，或便祕，或目赤腫痛，或頭暈目眩療效頗佳。

🍚 黑棗紅豆湯

黑棗（去核）10枚，紅豆、糯米各50克。煮粥加適量白糖食用。此湯具有補腎陽、補氣血、防治冬天畏寒之功效。

黑豆，被譽為「烏髮娘子」的補腎佳食

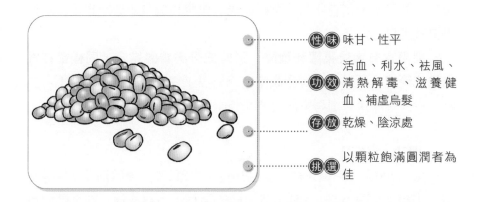

性味	味甘、性平
功效	活血、利水、祛風、清熱解毒、滋養健血、補虛烏髮
存放	乾燥、陰涼處
挑選	以顆粒飽滿圓潤者為佳

黑豆，又名烏豆，為豆科植物大豆的黑色種子；味甘，性平，無毒；有活血、利水、祛風、清熱解毒、滋養健血、補虛烏髮之功效。《本草綱目》說：「黑豆補腎功多，故能治水、消脹、下氣、制風熱而活血解毒。」另外，黑豆還有「烏髮娘子」的美稱。用它製成的豆漿、豆腐等，是鬚髮早白、脫髮患者的食療佳品。

現代醫學研究顯示，黑豆中蛋白質含量高達36%～40%，相當於肉類的2倍、雞蛋的3倍、牛奶的12倍；黑豆含有包括人體必需的8種胺基酸在內的18種胺基酸；黑豆還含有19種油酸，其不飽和脂肪酸含量達80%，吸收率高達95%以上，除能滿足人體對脂肪的需要外，還有降低血中膽固醇的作用。

黑豆中微量元素如鋅、銅、鎂、鉬、硒、氟等的含量都很高，而這些微量元素對延緩人體衰老、降低血液黏稠度等非常重要。黑豆中粗纖維含量高達4%，常食黑豆，可以提供食物中粗纖維，促進消化，防止便祕發生。

黑豆適宜老人腎虛耳聾、幼兒夜間遺尿者食用；適宜脾虛水腫、腳氣、水腫者食用；適宜體虛之人及幼兒盜汗、自汗，尤其是熱病後

出虛汗者食用；適宜妊娠腰痛或腰膝痠軟、白帶頻多、產後中風、四肢麻痹者食用。但幼兒不宜多食。

🍲 黑豆腰子湯

黑豆80克，小茴香5克，杜仲10克，豬腎（豬腰）1個。水煮至豬腰熟透為止，空腹時食豬腰及湯，每日1次，連吃3日。可治腎虛性腰痛。

🍲 黑豆烏骨雞湯

黑豆150克，何首烏100克，烏骨雞1隻，紅棗10枚，生薑、精鹽各適量。將烏骨雞宰殺去毛及內臟，洗淨備用。黑豆放入鐵鍋中乾炒至豆衣裂開，再用清水洗淨，晾乾備用。何首烏、紅棗、生薑分別洗淨，紅棗去核，生薑刮皮切片，備用。加清水適量於鍋，用大火燒沸，放入黑豆、何首烏、烏骨雞、紅棗和生薑，改用中火繼續燉約3小時，加入精鹽適量，湯成。此湯具有補血養顏、烏髮之功效，久服可益精血，潔肌膚。

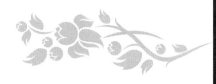

第五章

經穴養腎，身體裡的
養腎大藥

‧‧‧‧‧‧‧‧‧‧‧‧‧‧‧‧‧‧‧‧‧‧‧‧‧‧‧‧‧‧

　　命要活得長，全靠經絡養。人體經絡的每一個穴位都是保養身體、調治疾病的靈丹妙藥，就看大家會不會找到並使用它們。在腎經上敲敲打打就能輕鬆養腎，而且沒有不良反應。不僅如此，採摘那些長在腎經外的「野花」，也能強腰膝，固腎氣，延年益壽。

第一節
腎經，開在你身體裡的養腎「藥房」

十二條經脈，在人體內部，隸屬於所對應的臟腑，每一條經脈對應一個臟腑，比如肝與肝經對應，腎與腎經對應。根據這一特點，我們能夠發現一個養生保健的小竅門：**保養人體內部的臟腑，可以透過刺激位於體表的與該臟腑對應的經絡。**比如說，保養腎，對位於體表的腎經進行刺激就能收到很好的效果。那麼如何利用腎經養腎護腎呢？最簡單的方法就是用手掌或者按摩錘之類的工具沿著腎經循行的大致路線拍拍、敲敲，對腎經產生刺激作用就可以了。當然，也可以充分利用腎經上的穴位，湧泉穴、太溪穴、然谷穴、大鐘穴、復溜穴就是這類來自身體的養腎「大藥」。

湧泉穴，腎精充足的「長壽大穴」

湧泉穴，腎經井穴。湧，外湧而出。泉，泉水。意指體內腎經的經水由此外湧而出體表，灌溉周身各處，故名。

主治腎虛型神經衰弱、精力減退、倦怠感、小便不利、大便難、頭暈、眼花，以及高血壓、糖尿病和怕冷症、腎病等。

【一按就靈】

用熱鹽水浸泡雙側湧泉穴。熱水以自己能適應為準，加少許食鹽，每日臨睡覺前浸泡15～30分鐘。然後盤腿而坐，用雙手按摩或屈指點壓雙側湧泉穴，力量以該穴位達到痠脹感為宜，每次50～100下。長年持續，自然會增強腎功能，防治脫髮、白髮。

【養腎說明】

人有四根，即耳根、鼻根、乳根和腳根，其中以腳根為四根之

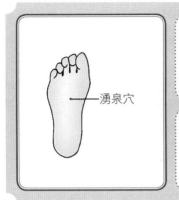

湧泉穴

精確定位

在足底部，捲足時足前部凹陷處，約當2、3趾趾縫紋頭端與足跟連紅的前1/3與後2/3交點上。

簡易取穴

取穴時，可採用正坐或仰臥，蹺足屈趾，足底前1/3處凹陷處，按壓有痠痛感即為該穴。

本。湧泉穴為起始於足底的腎經第一穴。不僅對腎病具有防治作用，同時還是人體養生、防病、治病、保健的大穴，常按可以增強體質，使人體精力旺盛。

太溪穴，長在身體裡的「壯陽藥」

太溪穴，腎經俞穴、原穴。太，大。溪，溪流。意指腎經水液在此形成較寬大的淺溪，故名。

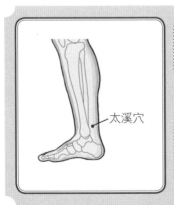

太溪穴

精確定位

在足內側，內踝後方，當內踝尖與跟腱之間的凹陷處。

簡易取穴

取穴時，正坐垂足，在足踝尖與足跟腱（足跟大筋）水平連線的中點按揉，痠痛脹最明顯的地方即為該穴。

主治腎虛引起的遺精、陽痿、小便頻數、腰脊痛、下肢厥冷、齒痛、耳聾、耳鳴、氣喘、月經不調、失眠、健忘等病症。

【一按就靈】

用拇指指腹由上往下刮此穴，每日早晚各1次，左右足各刮2分鐘左右即可。需要說明的是，按摩講究「左病治右，右病治左」。如果左太溪穴感覺很痛，說明右腎有疾，右邊類同。

【養腎說明】

太溪穴為足少陰之原穴，足少陰腎經氣血通過該穴向外傳輸。故此穴既可益陰，又能補陽。中醫認為腎開竅於耳，腎的精氣上通耳竅，耳的聽覺與腎精氣盛衰有密切的關聯。腎精氣充沛，則聽覺敏捷。所以，**老年人常按此穴可以防治耳鳴、聽力減退等病症。**

然谷穴，遠離遺尿、遺精及糖尿病

然谷穴，腎經滎穴。然，同燃。谷，兩山所夾空隙。意指腎經外湧的地部經水在此大量氣化，經水如同被燃燒蒸發一般，故名。

主治遺精、陽痿、小便不利、泄瀉、下肢痿痺、胸脅脹痛、咯血、月經不調、陰挺、陰癢等症。

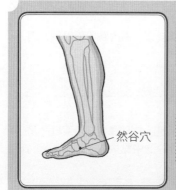

然谷穴

精確定位

在足內側緣，足舟骨粗隆下方，赤白肉際。

簡易取穴

腳內側，足弓弓背中部靠前的位置，可以摸到一個骨節縫隙。

【一按就靈】

用拇指用力往下按，按下去後馬上放鬆。穴位周圍乃至整個腿部的腎經上都會有強烈的痠脹感，但隨著手指的放鬆，痠脹感會馬上消退。等痠脹感消退後，再按上面的方法按，如此重複10～20次。

【養腎說明】

然谷穴是升清降濁、平衡水火的首選穴位，對腎水充盈很有幫助，有專治陰虛火旺之力。而且然谷還含有「燃燒穀物」的意思，可以增強脾胃功能，促進胃裡食物更好消化。因此，推拿然谷，可以讓人很快產生饑餓感，同時還能治療過度飲食後的不適。

大鐘穴，通調二便、強腰壯骨的要穴

大鐘穴，腎經絡穴。大，巨大。鐘，古指編鐘，其聲渾厚洪亮。意指腎經經水在此如瀑布從高處落下流落低處，如瀑布落下一般，聲如洪鐘，故名。

主治腰脊強痛、癡呆、嗜臥、足跟痛、大小便不利、月經不調等症，腎精上注於腦，還能產生醒神健腦的作用。

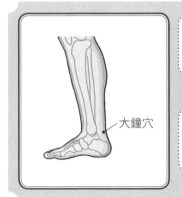

大鐘穴

精確定位

在足內側，內踝下方，當跟腱附著部的內側前方凹陷處。

簡易取穴

正坐或仰臥位，平太溪下0.5寸，當跟腱附著部的內側凹陷處取穴。

【一按就靈】

　　用指腹按住此處6秒鐘，然後慢慢鬆開，如此反覆按壓，不拘時做。配郄門穴可以治療驚恐畏人、神氣不足；配太溪、神門治心腎不交之心悸、失眠；配行間治虛火上炎之腎虛易驚；配魚際治虛火上炎之咽痛。

【養腎說明】

　　大鐘穴為腎經上的穴位，我們刺激此穴，就可以補充腎氣。腎氣足了，氣化功能就會增強，精上注於腦，大腦和小腦的功能也會增強，我們就會才思敏捷、心靈手巧。此外，大鐘穴為腎經的絡穴，即聯絡之穴，意思是它像一座橋樑可以溝通表裡兩經。腎與膀胱相表裡，又與膀胱相通，所以大鐘穴還同時具有調節腎經和膀胱經的作用。

復溜穴，敲敲打打保腎一方平安

　　復溜穴，腎經經穴。復，再。溜，悄悄地散失。意指腎經的水濕之氣在此再次吸熱蒸發上行，氣血的散失如溜走一般，故名。

　　主治泄瀉、水腫、盜汗、腰脊強痛、腿腫、足痿等症。

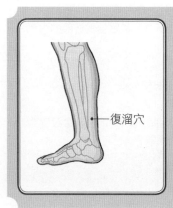

復溜穴

精確定位

在小腿內側，大溪直上2寸，跟腱的前方。

簡易取穴

正坐或仰臥，先取太溪（足內踝尖與跟腱連線中點），於其直上2寸，當跟腱之前緣處即是該穴。

【一按就靈】

將拇指腹按在復溜穴處，食指放於適當部位，對拿左右側復溜穴各36次為一遍，交替揉拿至局部有溫熱感為宜。

【養腎說明】

復溜穴有補腎滋陰、利水消腫、改善腎功能的作用，不僅如此，復溜穴還是治療水液失調的要穴，掌管著「二便」。現在有很多老年人，半天解不出小便來，其實是腎氣不足的原因，氣血沒有力氣往下走，不能進行全身循環，無法完成全身物質的交換，這些問題都可以透過按摩復溜穴解決。

第二節
腎經外的其他六個養腎大穴

　　養腎、護腎不能僅僅局限在腎經之上，還有很多補益腎氣大穴，比如，關元穴是貯藏精血的「閥門」；氣海穴是人體生命動力的「元陽之本」；腎俞穴是振奮人體正氣的要穴；命門穴是強腰膝名副其實的「門戶」；**而足三里則是勝吃老母雞的補藥**。此外，三陰交，更因為三陰經交匯而成為保健名穴。

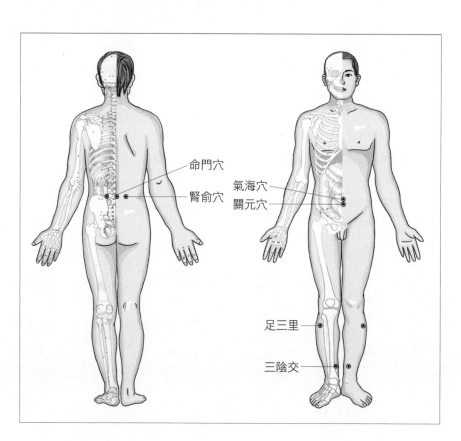

關元穴，男子藏精女子蓄血的「閥門」

關元穴，足三陰、任脈之會。關，關卡。元，元首。意指任脈氣血中的滯重水濕在此被冷降於地，只有小部分水濕之氣吸熱上行，如同天部水濕的關卡一般，故名。

主治虛勞冷憊、小便不利、尿頻、尿閉、遺精、白濁、陽痿、早洩、惡露不止、胞衣不下等病症。

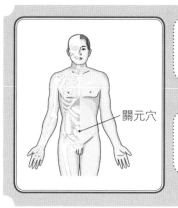

關元穴

精確定位
在下腹部，前正中線上，當臍中下3寸。

簡易取穴
取仰臥位，在下腹部，正中線上，肚臍中央向下4橫指處即為該穴。

【一按就靈】

將五指略翹起，用溫熱的掌心對準關元穴輕輕去摩，注意不要用力去按，一直做到丹田裡面出現溫熱感。老年人、體質虛弱的人、元氣不足的人這個感覺會慢些。如果配上中極、命門、三陰交還可以輔助調治男子不育症、陽痿、遺精、早洩、尿頻、尿閉、遺尿（腎陽虛衰）等症。

【養腎說明】

一個人生長、發育得好不好，體質好不好，關鍵是看他的先天元氣。稟受於父母的叫作先天的腎氣，呼吸當中的叫做呼吸之氣，透過脾胃消化而來的叫作水穀精微之氣。這些氣最後都要匯聚在一起，下

沉於丹田，這就是元氣了。關元穴是關藏全身元氣的住所，經常用勞宮穴按摩關元穴，能夠補先天元氣，抵禦邪氣，提高免疫力。

氣海穴，人體生命動力的「元陽之本」

氣海穴，任脈。氣，氣態物。海，大。意指任脈水氣在此吸熱後氣化脹散而化為充盛的天部之氣，本穴如同氣之海洋，故名。

主治大便不通、遺尿、遺精、陽痿、疝氣、月經不調、痛經、臟氣虛憊、形體羸瘦、四肢乏力等病症。

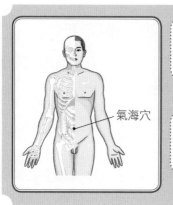

氣海穴

精確定位
在下腹部，前正中線上，當臍中下1.5寸。

簡易取穴
取穴時，可採用仰臥的姿勢，人體的下腹部，肚臍中央向下2橫指處即是該穴。

【一按就靈】

刺激此穴時，要與呼吸相結合，先排空大小便，換上寬鬆的衣服，放鬆腹部。然後用手抵住氣海，慢慢用力下壓，同時深吸一口氣，緩緩吐出，6秒鐘之後，再恢復自然呼吸，如此不斷地重複，可以很好地填精補腎，讓人每天都有飽滿的精力。或以右掌心緊貼於氣海的位置，照順時針方向分小圈、中圈、大圈，按摩100～200次。再以左掌心，用逆時針方向，如前法按摩100～200次，按摩至有熱感。

【養腎說明】

百川歸大海，人身之中，諸氣會聚才能享有「氣海」的美譽。

古代醫家對氣海穴的作用也是十分重視的，認為丹田之氣由精產生，氣又生神，神又統攝精與氣。精是本源，氣是動力，神是主宰，丹田（氣海）內氣的強弱，決定了人的盛衰存亡。因此，常按氣海穴可收到益腎壯陽、增補元氣的功效。

腎俞穴，振奮人體正氣的要穴

腎俞穴，腎的背俞穴（每一個臟腑都有一個專用的補虛的穴位和一個專用的瀉實的穴位，補虛的穴位就是俞穴，瀉實的穴位就是募穴）。腎，腎臟。俞，輸。意指腎的寒濕水氣由此外輸膀胱經，故名。

主治遺尿、遺精、陽痿、月經不調、水腫、耳鳴、耳聾、腰痛。

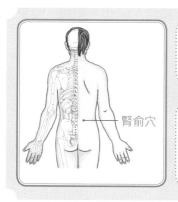

精確定位

在腰部，當第2腰椎棘突下，旁開1.5寸。

簡易取穴

人體背部與肚臍眼正對的位置就是第2腰椎，在第2腰椎棘突下向左或者向右量取1.5寸（中指、食指併攏後的寬度）就是該穴。

【一按就靈】

雙掌摩擦至熱後，將掌心貼於腎俞穴，如此反覆3～5分鐘；或者直接用手指按揉腎俞穴，至出現痠脹感，且腰部微微發熱。此方法適合所有的人，不僅用腦多、不愛動的人應該經常做一做。中老年人經常做，對養生也大有幫助。

【養腎說明】

　　腎俞穴是背俞穴之一。背俞穴是五臟六腑之精氣輸注於體表的部位，是調節臟腑功能、振奮人體正氣的要穴。《類經》中說：「十二俞皆通於臟氣。」背俞穴都分布在腰背部膀胱經上，各臟腑的背俞穴與相應的臟腑位置基本對應。腎俞穴所處的位置與腎所在部位也是對應的，為腎之氣輸通出入之處。因此，腎俞穴對於腎的功能有著非常重要的保健作用。

命門穴，強腰膝、固腎氣的「門戶」

　　命門穴，督脈。命，人之根本。門，出入的門戶。意指脊骨中的陰性水液由此外輸督脈，本穴外輸的陰性水液有維繫督脈氣血流行不息的作用，為人體的生命之本，故名。

　　主治虛損腰痛、遺尿、尿頻、泄瀉、遺精、陽痿、早洩、頭暈耳鳴、驚恐、手足逆冷。

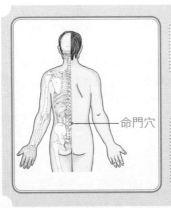

精確定位

在腰部，當後正中線上，第2腰椎棘突下凹陷中。

簡易取穴

命門穴和我們的肚臍眼是前後相對的，因此，以肚臍為中心圍繞腰部做一個圓圈，這個圓圈與背後正中線的交點處就是該穴。

— 命門穴

【一按就靈】

　　利用手掌心命門穴和腎臟位置進行摩擦，直到發熱為佳，接著再用擦熱後的手掌蓋在兩個腎臟所在位置上，意念停留在命門穴上，保

持10分鐘左右即可。

【養腎說明】

　　命門穴的養腎功能包括養腎陰和養腎陽兩方面。中醫認為命門蘊藏先天之氣，內藏真火——人體的陽氣，火衰的人會出現四肢清冷、五更瀉的問題，睡覺時也總是不暖和。經常按摩命門穴可強腎固本，溫腎壯陽，強腰膝，固氣，能治療腰部虛冷疼痛、遺尿、腹瀉，男性遺精、陽痿，以及女性的虛寒性月經不調、習慣性流產等證，並能延緩人體衰老。

足三里穴，養腎補腎的保健大穴

　　足三里穴，足，指穴所在部位為足部，別於手三里穴之名也。三里，指穴內物質作用的範圍也。該穴名意指胃經氣血物質在此形成較大的範圍，本穴物質為犢鼻穴傳來的地部經水，至本穴後，散於本穴的開闊之地，經水大量氣化上行於天，形成一個較大氣血場，如三里方圓之地，故名。

　　主治胃痛、嘔吐、噎膈、腹脹、泄瀉、痢疾、便祕、乳癰、腸癰、下肢痹痛、水腫、癲狂、腳氣、虛勞羸瘦。

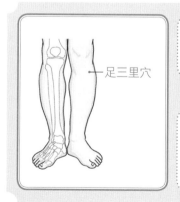

足三里穴

精確定位
在小腿前外側，當犢鼻下3寸，距脛骨前緣一橫指（中指）。

簡易取穴
取站姿，把手張開，虎口圍住同側髕骨上外緣，其餘四指向下，中指指尖所指之處就是足三里穴。

【一按就靈】

刺激足三里穴的方法除了用手進行按揉外，也可以用一個小按摩錘之類的東西進行敲擊，力量以產生痠脹感為宜，每次5～10分鐘便可。

【養腎說明】

腎為「先天之本」，脾胃為「後天之本」。按摩足三里穴能夠促進氣血運行，產生溫中散寒、健脾補胃的作用，對五臟六腑有充養作用。而腎的精氣有賴於水穀精微的培育和充養。所以，要想腎安康，必須脾胃調和，以達到補益氣血、扶正培元的作用。

三陰交穴，三陰經交匯的養生名穴

三陰交，足太陰、足少陰、足厥陰經交匯穴。三陰，足三陰經。交，交匯。意指足部的三條陰經中氣血物質在本穴交匯，故名。

主治遺精、陽痿、遺尿、疝氣、失眠、冠心病、中風及其後遺症等病症。此外，婦女一切經、帶、胎、產病症，均可按摩三陰交穴，可收祛病健身效果。

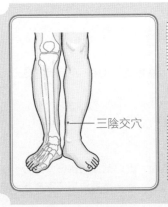

三陰交穴

精確定位

在小腿內側，當足內踝尖上3寸，脛骨內側緣後方。

簡易取穴

取穴的時候正坐，把除拇指外的其餘四指併攏，小指下緣緊靠內踝尖上，食指上緣所在水平線與脛骨後緣的交點就是。

【一按就靈】

　　每天晚上17：00～19：00時，腎經當令之時，用力按揉每條腿的三陰交穴各15分鐘左右，能促進人體氣血暢通，使得面色紅潤，睡眠踏實，成就緊緻肌膚。

【養腎說明】

　　此穴為足太陰脾經、足少陰腎經、足厥陰肝經交匯之處，因此應用廣泛，除可健脾益血外，也可調肝補腎、安神之效，幫助睡眠。

第六章

運動養腎，輕鬆健腎一籮筐

生命在於運動，但健康人該怎麼運動才能遠離腎病侵襲，腎病患者又該如何在輕鬆的運動中找到強身且強腎之法。在教給你幾種適合老人也適合懶人的健腎功之後，再為你推薦幾種日常運動，閒庭信步，輕輕鬆鬆就能養腎、護腎，終至無病一身輕。

第一節
專家教你幾種簡易養腎功

養腎不想吃藥，運動不想出汗，這是很多想強腎還想偷懶的人的想法。其實這並非什麼幻想，不出汗輕鬆做做「養腎功」就能心想事成。比如，**每天拉拉耳朵，按摩腹部，搓搓腰背，泡泡腳**就能讓流逝的健康慢慢回籠。

拉耳益腎功，每天5分鐘健腎也輕鬆

身體很好的人，生病準是大病；但經常生病的人，卻不得大病。這是什麼道理？越是認為身體好的人越不注意自己的健康，有點問題也總認為忍一下就過去了，但經常得病的人反而自我保護意識增強，身體要有什麼風吹草動就會馬上去看醫生，看是不是什麼疾病的先兆。

45歲的趙先生在生活上不拘小節：大魚大肉從不離嘴，一年四季從來不喝熱水，夏天睡在自家陽台的地板上……他自小身體就很好，平時連感冒都很少得到，朋友、鄰居個個羨慕不已。但是去年冬天他突然感到頭痛乏力，開始也沒有在意，但是隨著時間的發展又出現了噁心、厭食、煩躁不安、肌肉顫動、抽搐，甚至昏迷等症狀，結果到醫院檢查為尿毒症。

越是身體好的人，越該注意，趙先生身體自小就好，說明先天的腎氣很充足，也正是因為這樣，他不注意保養腎氣，使得僅有的腎氣不斷排出，卻不補充，當腎氣不足時，身體就會出毛病，而且往往會出大問題。大家知道，用汽車要不斷給它加油，還要定期把汽車放到檢修廠去檢修，才能延長它的使用壽命。我們的腎和汽車一樣，不管

先天的腎氣是不是充足，都要不斷地給它「加油、檢修」。

中醫學認為：腎主藏精，開竅於耳，醫治腎疾病的穴位有很多在耳部。所以經常摩耳可產生健腎養身的作用。下面教大家一些具體的小方法，一天之中抽出3～5分鐘就可以使自己的腎氣更加充足！

❶搓耳輪法

　　具體作法：雙手拇指、食指沿耳輪上下來回推擦，每天早晚各1次，每次50下，但以耳朵局部有烘熱感為宜。此法有健腦、強腎、聰耳之功，可防治陽痿、便祕、腰腿痛、頸椎病、胸悶、頭痛等症狀。

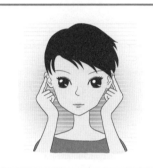

❷全耳按摩法

　　具體作法：雙手掌心摩擦發熱後，向後按摩雙耳正面，再向前反折按摩背面，反覆數次。也可以採用四指張開，前後掃耳的方式，都具有疏通經絡之功效，對腎及全身臟器均有保健作用。

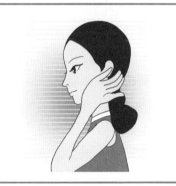

❸提拉法

　　此法分兩種，即耳垂和耳尖。

　　提拉耳垂的具體作法：雙手食指放耳屏內側後，用食指、拇指提拉耳屏、耳垂，自內向外提拉，手法由輕到重，牽拉的力量以不疼痛為限。此法可防治頭痛、頭昏、神經衰弱、耳鳴等疾病。

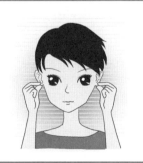

❹提拉耳尖法

　　提拉耳尖的具體作法：雙手拇指、食指夾捏耳部尖端，向上提揪、揉捏、摩擦至局部發熱發紅。此法有鎮靜、止痛、清腦明目、退熱、養腎等功效，可防治高血壓、失眠、咽喉炎。

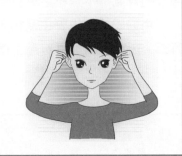

叩齒吞津功，腎虛齒鬆天天把牙動

　　中醫認為，齒為骨之餘，腎的功能和牙齒的健康有著密切的關係，也就是說人的衰老與腎功能有著非常重要的關係，所以我們才會說：「人老齒先衰，腎虛齒鬆軟」。**研究證實：牙鬆齒落已不僅僅是口腔的問題，還可能會牽連腎，導致房事不舉。**近期發表在美國《性醫學》雜誌的以色列學者的一項調查研究顯示，慢性牙周病可能導致男性勃起功能障礙。

　　既然腎與牙齒有著千絲萬縷的聯繫，是不是我們經常鍛鍊牙齒就可以養護腎呢？答案是肯定的。中醫用補腎益髓防止鈣的流失，以達到延緩衰老、養腎固齒的最終目的。該怎麼做才是對牙齒的鍛鍊呢？**其實叩齒是從古代流傳下來的一種強身固精的方法。**

　　具體作法：每天下午酉時（17：00～19：00），腎經當令時，抽出幾分鐘，眼平視前方或微閉，上下牙齒相對，舌尖輕頂上齶部，上下牙齒有節律、有意識地敲擊數十次。值得注意的是，叩齒生的唾液是腎的精華，所以要嚥下。

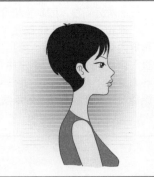

中醫學院教授李昌源，年近八旬依然耳聰目明，齒堅髮茂，這就得益於他每天都要練習「六字氣訣」，據稱是根據叩齒保健法為基礎而改編的。

具體作法：起床洗臉潔面，排空大小便後，選擇空氣流通之處，掌心向內貼於肚臍上，全身放鬆，用鼻子吸氣，口呼氣，呼氣時分別按「噓、呵、呼、呬、吹、嘻」發聲的口形呼氣，但是不出聲。一吸一呼為1次，共練24次。無聲讀字呼氣完畢後，再叩齒24次。牙齒的衰老往往是腎氣不足所致，六字氣訣中的「吹」字，主要是養腎。

「吹」字功：雙腳併攏，兩手交叉上舉過頭，然後，彎腰，雙手觸地，繼而下蹲，雙手抱膝，默念「吹」但不發出聲音。如此，可連續做10餘遍。

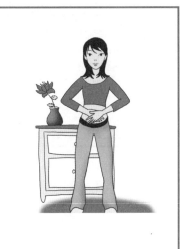

除了上面介紹的叩齒吞津之外，日常生活中還要注意的是，排小便時盡量前腳趾用力著地並咬住牙齒，也可以保腎氣。

壯腰功，小動作有大療效

中醫認為，腰為腎之府，腎主骨生髓。腰部兩腎之間為脊柱，全賴於腎氣的滋養，並且脊柱亦是骨，因此，腰的好壞與腎的關係是非常密切的。俗話說：「腎虛則腰憊矣。」勞累太過，或年老體衰，或房事不節，以致腎精虧損，筋脈失於濡養，人體就會出現腰椎間盤突出症等。

所以，歷來人們都非常重視腰部的保健和鍛鍊，以刺激腎，產生壯腰強腎的作用。當然，鍛鍊的方法也不少，無非是透過鬆胯、轉腰、俯仰等運動，來疏通腰部的氣血運行，產生健腎強腰的作用。下

面就介紹幾種效果可靠也簡便易行的鍛鍊方法。

❶搓腰

鬆開腰帶，寬衣，兩手掌對搓至手心熱後，分別放至腰部，手掌向皮膚，上下按摩腰部，至有熱感為止。可早晚各1遍，每遍約200次。

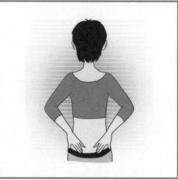

❷折腰

雙手扠腰，調勻呼吸，兩腿站立，與肩同寬，然後穩健地做腰部充分的前屈和後伸各5～10次。運動時要盡量使腰部肌肉放鬆，年輕人運動時，在確保安全的情況下，可努力將身體「對折」。

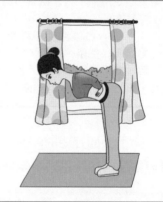

❸轉腰

雙手扠腰，調勻呼吸，兩腿開立，稍寬於肩。以腰為中軸，先按順時針方向做轉胯運動，再按逆時針方向做同樣的轉動，速度由慢到快，旋轉的幅度由小到大，如此反覆各做10～20次。在做的過程中一定要注意保持上身的直立狀態，腰隨胯動，但身體不要過分地前仰後合。

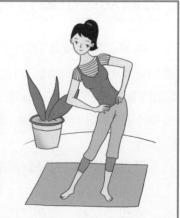

❹拱腰

　　仰臥床上，雙臂置於體側，調整呼吸。吸氣，曲雙膝，腳跟盡量接近臀部；呼氣，雙手抱腳踝，緩緩地把臀部抬高，身體如拱橋狀，保持30秒鐘，自然地呼吸；慢慢呼氣，臀部落下還原到仰臥姿勢。每次可鍛鍊5～10次。如果手夠不到腳踝，可以讓雙手平放在身體兩側。

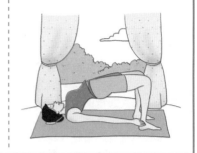

❺搓腰部

　　腰部有督脈之命門穴，以及足太陽膀胱經的腎俞、氣海俞、大腸俞等穴，搓後感覺全身發熱，具有補腎納氣、溫腎強腰、舒筋活血之功效。

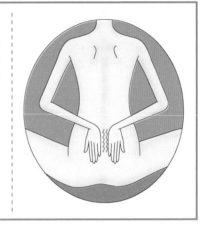

健足功，健腎之道始於「足」下

　　中醫經絡學說認為，腳底是各經絡起止的會聚處，腳背、腳底、腳趾間彙集了很多穴位。經常進行足部按摩，使諸多穴位受到不同程度的熱力刺激，能夠幫助人體內環境得到調節與平衡，提高免疫功能，達到調理臟腑、舒經活絡的功效。具體說來，如腳面屬於胃經，足底湧泉穴連著腎經，足大拇趾外側屬於脾經，小拇趾外側屬於膀胱經。胃的經絡通過腳的第二趾和第三趾之間，胃經絡的原穴也在腳趾的關節部位，故腳的二趾、三趾粗壯有彈性。另外，胃腸功能強的人，站立時腳趾抓地也很牢固。所以，那些走路經常摔倒的人，可能

需要考慮是否胃腸功能虛弱。

❶泡腳養腎

　　具體作法：先取適量溫水放置於腳盆之中，水溫以腳部感覺舒適為準，也可遵醫囑在水中加入適量的中藥方劑（一般說來，氣虛的人可選用黨參、黃耆、白朮等補氣藥。高血壓患者宜將菊花、枸杞、桑枝、丹參等與冰片少許煎藥泡腳；需要活血補腎的人可選擇當歸、赤芍、紅花、川斷等；皮膚乾燥的人可選擇桂枝、金銀花、紅花等中藥。將這些中藥每樣取用15～20克，用砂鍋煎煮，然後將煎好的藥液去渣倒進桶裡，再加入熱水，每天浸泡30分鐘為佳）。水不要一次性注到滿，以免泡到後面水會過涼，當然如果能換水則可一次性沒過腳踝，雙腳浸泡30分鐘後，用熱毛巾擦乾即可。每晚洗畢後半小時內上床就寢為佳。

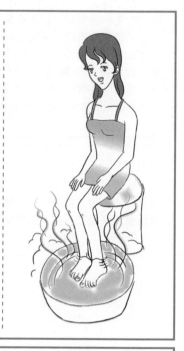

❷搓腳養腎

　　具體作法：保持每天搓腳心1～2次，每次左右腳心各搓100下。也可以脫掉鞋，把一個網球大小的球狀物頂在腳心，來回滾動一兩分鐘，有助於防止足弓抽筋。

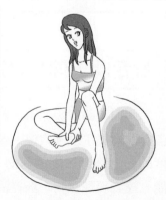

❸曬腳養腎

具體作法：脫掉鞋襪，將兩腳心朝向太陽曬20～30分鐘，讓陽光中的紫外線直射腳心，這就像在足底為自己安裝了一個電子裝置一般，可以很好地促進全身代謝，加快血液循環，提升內臟器官的活力，補益腎氣。

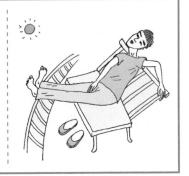

轉頭操，既養腎又防病的簡易運動

　　腎虛的朋友不妨每天多練習轉頭操，對腎臟有一定的保健作用，對其他疾病的治療也有很好的輔助效果。轉頭可以疏通頭部血脈，讓人神清氣爽，而且對頸椎病、腎病綜合症、腎虛等症都能產生一定治療效果。

　　左右睡枕法。患者雙腳分開，與肩同寬。身體站直，雙手扠腰，拇指向後，眼睛平視前方。身體保持不動，頭慢慢向左傾倒至最大限度，雙腿伸直，同時呼氣。將頭慢慢豎起，腳趾抓地，同時吸氣，做5次左右。然後，頭向右傾斜，動作與左傾時相同。

　　仰臥天地法。患者兩腳分開站立，雙掌相疊在肚臍下小腹處，雙眼平視遠方。身體保持不動，頭慢慢低垂，下顎盡量觸及胸骨，背脊盡量挺直，同時呼氣。頭慢慢仰至最大限度，雙腳腳趾抓地，收腹提肛。

按膝靜坐法，補腎靜心的好辦法

對於身體比較虛弱的腎病患者來說，經常做手按膝部靜坐法，可以有效緩解體虛氣短症狀，有利於腎病患者上下相通、陰陽平衡。

靜坐可以使患者集中注意力、心平氣和，不但能祛病強身，還能增強腎功能，維持身體的陰陽平衡。患者在練習靜坐時要保持上身自然端正，盤坐於墊子上，雙手放在膝部，也可將左掌放在右掌上面，兩拇指指尖相對，放在腹部肚臍之下。

患者除了可以盤坐外，還可以採用平坐的方式練習，身體端坐在凳子上，兩腿自然分開，與肩同寬，膝關節彎曲呈直角，雙腳平行著地，腳底踏平。

手按膝部靜坐法是醫療保健的重要方法之一，它可借助手心勞宮穴的熱度，促使膝部經脈溫暖暢通，並使熱量傳至足部的湧泉穴。如此循環調息、調心，可促進腎臟運動，以產生壯腰強腎的功效。

倒立，紓緩壓力的強腎壯腰功

倒立是很多年輕人喜歡的一種健身方法，對補腎也有很大幫助。身體素質較好的腎病患者，可以考慮採用這種方法輔助恢復腎健康。在站立的時候，身體的骨骼、內臟和血液循環系統在地球引力的作用下，產生下墜的負重作用，易導致腎衰竭等疾病；而倒立時，身體各關節、器官等所承受的壓力發生了改變，腎臟肌肉的緊張度也發生了變化，對腎健康有較大的幫助。

倒立的具體作法是，將身體直立，左腳向前邁出一步，膝蓋自然彎曲。雙手著地，右腿充分伸展；頭頂著地，左腿向後伸直使兩腿併攏；用腳尖慢慢地移動，先向左側移動90°，腰部要向相同的方向提高再放下；往右移動90°，到達定位後，再向相反地方向重複前一個動作。

需要提醒的是，初次嘗試倒立的朋友，最好身邊能有人輔助進行，以免發生意外，使骨骼挫傷；其次，還要注意頭和手要始終固定在同一位置上，而且做完此動作後不宜馬上休息，一定要在室內走動10～15分鐘後；再行休息，避免因心臟不適而導致血壓升高。此外，一般飯後2小時內或喝水過多時不宜進行倒立，容易引起胃腸不適、呃逆、頭暈等症狀。

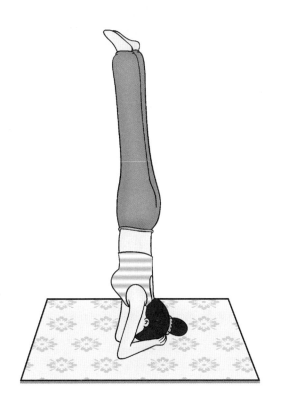

仰臥運動，預防腎病的小妙方

預防腎病的運動方法很多，仰臥運動就是其中的一種。

❶仰臥起坐

仰臥起坐是預防腎下垂的好辦法。患者仰臥在床上，兩臂自然放鬆置於身體兩側。頭向上抬，腹部用力使身體坐起來，再躺下去。初次做仰臥起坐的患者，可借助雙臂的力量。在早上起床後或晚上睡覺前，反覆做10～15次即可。

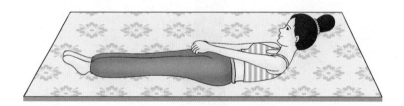

具體作法是，患者仰臥在床上，將兩腿併攏，伸直向上抬起。雙腿懸在空中，約距離床20公分處靜止不動，維持10秒鐘，再將腿放下。稍事休息，再做一次抬腿運動。持續每天早晚做運動15～20分鐘即可，次數可根據患者的體力做調整，量力而行，切忌運動過度。

❷仰臥抬頭

仰臥抬頭運動可預防腎病綜合症。具體作法是，患者身體放鬆，仰臥在床上，兩手放置腦後，頭盡量抬起，懸在空中持續兩秒鐘後落下，重新抬起，維持每次做15次即可。

❸仰臥挺胸

仰臥挺胸運動可輔助治療腎結石。具體作法是，患者身體放鬆，仰臥在床上，兩手平放在身側。用頭和腿支撐身體，用力將胸腹挺

起，維持幾秒鐘後放下，再次挺起。初次做這個動作時會比較難，但只要持續做幾次，隨著鍛鍊的適應和深入，就會感覺輕鬆了，患者可根據自身情況慢慢增加次數。

❹ 仰臥抬臀

仰臥抬臀運動對腎和腰背的養護都是非常好的一種運動。具體作法是，患者身體放鬆，仰臥在床上，兩手平放在身側。兩側彎曲，用腳掌蹬在床面上，臀部盡量向上抬，維持幾秒鐘後放下，然後休息1秒，再進行下次抬起臀部運動。如此反覆練習10～15次即可。

第二節
「全身」運動，養腎要精誠合作

運動健腎，遠沒有想像的那麼枯燥和費勁。縮肛就是簡便實惠的「回春術」，散步，能在你走馬觀花之時讓腎得到呵護。而傳統的五禽戲，古老的瑜伽與流行的走貓步更讓運動豐富多彩，讓健腎鍛鍊充滿樂趣。

縮肛，簡便又實惠的「回春術」

補腎要適當，補腎應當針對腎陰、腎陽虛衰的不同，採用不同的方法來調理、補益。腎陰虛者常有一些肺熱的症狀，如，咽乾、喉痛等，還有就是容易出現腰膝痠軟、頭暈耳鳴、舌苔偏紅等症狀。在日常生活中，可選用海參、枸杞、甲魚、銀耳等進行滋補。除此之外，還可以做一種經濟、實惠的補腎運動——縮肛。

縮肛，顧名思義，指的就是有規律地收縮肛門，即做運動時經常說的盆底肌鍛鍊。忙碌的現代人持續本運動一段時

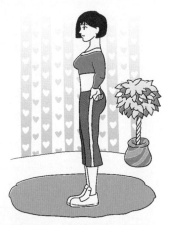

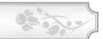
站立時，平靜呼吸，放鬆腹肌。

間後，可對陽痿、早洩的治療有很大的幫助，可預防與治療前列腺疾病、痔等，對性生活的品質有一定的提升。

【具體作法】：收緊、提起肛門、會陰及尿道，保持5秒鐘，然後放鬆，休息10秒鐘，再收緊、提起；盡可能反覆多次，一日3回，每回約15次，每天大體完成45次。每回盡可能調整身體姿態，比如，

早上平臥位完成15次，下午就用站立位完成15次，晚上還可以選擇用坐位完成15次。在做到這些基本鍛鍊後，再做8次短而快速的收緊和提起。透過反覆進行肛門會陰的收縮與放鬆，目標是達到每次收縮10秒鐘以上，連續做15分鐘，每日進行1～3次，持續9週左右。

　　這個過程中，鍛鍊者應平靜呼吸，並盡量放鬆腹肌。具體說來，呼氣時，做排便時的縮肛動作，吸氣時放鬆。而且每天盡量能夠在其中1次排尿過程中有意識地放慢排尿速度或中斷尿流數次。

　　平臥或直立，全身放鬆，自然呼吸，反覆進行30次左右，早晚均可進行。本方法可促進盆腔周圍的血液循環，幫助性器官的康復，對防治腎氣不足引起的女性性欲低下有較好的功效。

　　對男性來說，有規律地收縮肛門，是對前列腺有效、溫柔的按摩，可以促進會陰部的靜脈血回流，使前列腺充血減輕、炎症消退，對於預防和輔助治療前列腺疾病有很大的幫助。這一方法還可以有效防止肛周靜脈淤血，增強肛門部位抵抗疾病的能力，對中老年人易患的痔瘡、肛裂、脫肛、便祕、慢性結腸炎等均有較好的防治效果。

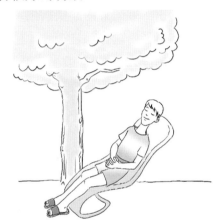

斜臥時，全身放鬆，自然呼吸。

　　對於女性來說，縮肛運動對提高女性的性功能大有裨益。女性透過這項鍛鍊，可以強化恥骨尾骨肌，這是參與性生活的主要肌肉。經常鍛鍊這部分肌肉，可以增強女性對性生活的感受，使其更容易獲得性高潮。

　　有很多女性生孩子都選擇剖腹產，而不願意自然分娩。怕疼是一個原因，還有一點就是怕自然分娩會造成產道鬆弛，影響以後的夫妻生活品質。但如果保持做縮肛運動，產後不但不會影響性生活的品質，還有助於提高夫妻生活的品質。

還有一些中老年人一打噴嚏就會出現漏尿的情形，但縮肛練習一段時間之後，打噴嚏就再也不會出現漏尿了。

太極，剛柔相濟的養腎「慢運動」

太極始於無極，分兩儀，由兩儀分四象，演變八卦。而依據《易經》陰陽之理、中醫經絡學、導引、吐納綜合地創造一套有陰陽性質、符合人體結構、大自然運轉規律的一種拳術，古人稱為「太極拳」。

經常練習太極拳可以強身健體。中醫認為，人身之陰陽，往往不得其平，則血氣滯而疾病生。太極拳以功為本，以拳為母，以養為主。作為其內功修練之道，太極拳一系列功法可以疏通經絡、平謐陰陽、培補內氣、增長內功。無論中醫學還是太極拳，其防病治病、養生保健，最終都要落實在臟腑功能上，所以說兩者在這一層面上是相通的。而腎在中醫臟腑中地位猶殊，下面我們就來討論一下太極拳對腎功能的一些作用。

中醫理論中有「腎為真元之根本，性命之所關」。腎的主要功能為腎藏精，主水，主納氣，其中腎主水與主納氣的功能均是從腎藏精這一功能衍生出來的。腎藏精指腎具有封藏精氣、元氣功能。精的來源有先天之精（來源於父母之精）和後天之精（從飲食中吸取的營養及空氣中攝取的清氣）。同時腎精以腎氣的形式瀰散下焦以調節水液代謝，即腎主水。自然界中的清氣由肺吸入，在腎化精，即腎主納氣。若是腎精不足、腎氣不固便會出現腰膝痠軟、神疲乏力、小便頻數而清、呼吸淺表等水液代謝失調和精神疲乏、失於充養的表現。

太極拳則透過腰脊部運動以及呼吸的調節對腎功能進行鍛鍊。陳鑫所著中有「腰為上下體之關鍵，不可軟，不可硬，折其中方得」「腰一扭轉，則上體自然扭轉，與下體相照，是腰為樞紐」。打拳時亦要求「刻刻留心在腰隙」。首先透過意志導引，使注意力集中於腰部。再透過腰部動作的扭轉、浮沉運動，對腎進行了按摩，加強腎部

的血液循環。運動後消化功能增強，新陳代謝加快，後天之精得以補充，加強腎藏精的功能。對於呼吸調節，太極拳要求「調息綿綿，氣沉丹田」「氣歸丹田，上虛下實，中氣存於中，虛靈含於內」。這些太極拳對氣的蓄養訓練就是對腎主納氣的鍛鍊。當氣沉丹田時，腎部血流加快，有利於腎對水液的調節。同時，透過深呼吸吐故納新，化為後天之本充實腎精，加強腎功能。

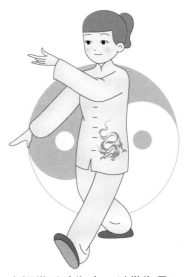

太極拳以功為本，以拳為母，以養為主。作為其內功修煉之道，太極拳一系列功法可以疏通經絡、平諧陰陽、修練內氣、增長內功。

太極拳鍛鍊還能有效地防治老年癡呆症。因太極拳往往要求左右手同時往不同的方向運動，且動作也不盡相同，這就能激發左右大腦半球之間的聯繫，增強兩個半球的諧調性。太極拳每個動作都包含陰陽之變化，虛與實、動與靜、表與裡、開與合、進與退、收與放、左與右、剛與柔、正與偶，相輔相成，又強調整體觀念，要求身心合一，鬆靜無為，內外上下完整一氣，以意調氣，氣隨意行，意到氣到。因此久練太極拳能調整陰陽，加強神經系統對其他系統及器官功能的調節，使記憶力、反應力、判斷力、思維力得到提高，進而對老年人的身心健康、精神生活，產生良好的促進作用。

太極拳還可以有效地促進人體內的經絡疏通與氣血流暢，有利於人體新陳代謝和增強各器官及各系統的功能，從而增強對外界環境的適應能力和抵抗能力。經常打太極拳對心臟血管系統有良好的影響，能加強血液循環，對預防各種心臟疾病、高血壓及動脈硬化具有良好的調理作用。

太極拳練習已蔚然成風，但在練習的過程中，依然存在很多不規範的情況，這裡做一簡單說明。太極拳鍛鍊要調身、調息、調心，

全神貫注。同時，注意運動時的動作要採用鬆而有力、剛柔並進、連綿不斷的運行之法；運動時鍛鍊者的姿勢應做到頭頸正、含胸拔背、鬆腰鬆胯、鬆靜自然、氣沉丹田、上下相隨、動中求靜；鍛鍊者可根據自己的健康狀況、體力來選擇太極拳鍛鍊的運動量。一般的，打一套簡化太極拳可用4～6分鐘，其能量消耗為3.0～4.2MET（梅脫）（註：每公斤體重從事1分鐘活動，消耗3.5毫升的氧氣，這樣的運動強度為1MET。以普通速度上樓梯來說，能量代謝當量為8.0METs，以體重為50公斤的人舉例，每分鐘能消耗7卡，體重越重消耗的卡路里越多。），要求運動時的心率為105～120次／分。年老體弱者可由簡入繁，循序漸進，待身體適應後再逐步增加練習時間、組數為好。

瑜伽，古老印度的瘦身養腎大法

　　腎位於我們下背的左、右兩側。它和肝一樣，都是我們人體的垃圾處理場、排毒站。不過，腎和肝有一個最大的不同就是，肝沒有神經，它不知道疼痛，所以一般都是在體檢或是發病晚期時才能發現肝出了問題。腎就不同了，它累了，不舒服時會像頭痛一樣很明顯地反映出來，提醒你要好好做腎的保養了，只要比較注意自己身體的人，就會很清楚地感覺到腎狀況的好與壞。而對腎的保養就像學生讀書一樣，要注意平時的努力，否則等到考試時，臨時抱佛腳不能解決問題。筆者建議平時可以練瑜伽。瑜伽起源於與中華民族擁有同樣悠久歷史的印度，已有五千多年的歷史，是一種精神和肉體相結合的健身術。「瑜伽」一詞是梵文的譯音，是「結合」、「一致」的意思，即自我與內在的精神因素相結合。瑜伽的目的有兩個方面，一是培養身體的自然美，並獲得高水準的健康狀況；二是喚醒休眠在人體內的巨大動力，並用其來開發自身獨特的潛力，獲得自我實現。

　　在瑜伽眾多體位法中，有很多保養腎的動作。其中，以蛇式、弓式、橋式與貓式等最能刺激腎，也最可以達到活化器官的目的。經常練習瑜伽的人會發現，這些動作都是擴胸類的體位法。擴胸和鍛鍊腎

有著什麼樣的聯繫嗎？只要我們把胸打開，兩手在背後或地面上支撐好向後仰，這個後屈的姿勢，就正好會壓迫到腎。而做這些動作停留一陣，或許下背會有些不適，有的人甚至可以感覺左右腎被壓迫到的感覺。不過，只要你的身體不是特別不好，只要回到嬰兒式休息，就能解除上述這些不適。而中醫認為，養腎不是只保養腎這個器官，腎上腺也是另一個重點。它位於腹腔內，上述的體位法也正好能壓迫和刺激到腺體，促使腎上腺素分泌平衡。

❶蛇式

改善脊柱靈活性，強健脊柱肌肉。眼鏡蛇式對於背痛、椎間盤突出的康復非常好。如果練習方法得當，此體位甚至可以治癒脊柱的傷病。它擴展胸腔，增加肺活量，強健肩膀，可以增加意志力、信心和耐力。所有的脊神經會變得更靈活、更強健，心神更安定，消極情緒也會減少。此法可促進血液循環，滋養脊柱神經和血管，令體內各腺體「規律活動」，改善月經，益於生殖器官和女性性功能失調的恢復。做此動作時要俯臥，兩腿自然向後伸直，雙手放於胸前，垂直於地板。慢慢伸直兩臂，支撐起身體，使脊柱向後，頸部向後放鬆。

❷強化弓式

促進內分泌、甲狀腺功能正常，對性冷淡、腸胃失調等症均有療效。還能消除背部贅肉，矯正駝背，健胸瘦身，預防臀部下垂，塑造身體曲線，美容效果顯著。做此動作時要採取俯臥姿勢，雙腳併攏，雙手平放體側。吸氣，彎曲雙膝，雙手向後抓住腳踝，額頭觸地，然後將雙腿慢慢抬高至極限，雙臂要伸直；吐氣，上身挺起，頭部後仰，突出喉部與下頦，全身呈弓形姿勢，雙腿盡量向上向後蹬伸，最大限度地抬高雙腿，強化腰部的擠壓，意識放在腹部、腰部。保持此姿勢，自然呼吸5次，重複練習3遍。最後嬰兒式放鬆。

❸橋式

對駝背、肩周炎、腰腿無力有療效，消除頸椎、肩膀緊張，美化臀部，強化腿部肌肉力量和腳踝的力量。做此動作時要仰臥，雙臂置於體側，調整呼吸。吸氣，屈雙膝，將身體抬起來，雙手托腰，大臂支撐於地。呼氣，將腳跟抬起，膝蓋併攏，大腿內側肌肉夾緊。先吸氣，然後呼氣，同時左腿向上伸直，保持5～10秒鐘，自然地呼吸。吸氣，左腿落下，支撐，呼氣，將右腿向上伸直，保持數秒，自然地呼吸。左右腿做3次，然後放鬆還原。

❹貓式

支撐頭部的頸部，會因為姿勢歪曲而受到影響，因為頸部是身體部位中很纖細的敏感部位。這個姿勢可以矯正頭部的歪斜，消除頸部疲勞。做這個動作時，兩腳不重疊正坐。兩手放在膝蓋前的地面上。用辭謝的姿勢向前傾倒，額頭著地。緩慢地翹起臀部，兩手支撐頭部，稍微使頭部承受體重。稍微使臀部放低，緩慢地轉動頭部，頭部朝不同的方向轉動。自然呼吸，反覆重複以上動作有按摩頭皮的功效。返回原位時，把兩個握住的拳頭上下重疊，額頭放在上面，喘氣放鬆。

❺養腎護腰

我們該做些什麼呢？其實說簡單一點就是要鍛鍊腰部肌肉，可以常扭腰、睡前在床上做燕子飛運動。所謂燕子飛就是雙臂向身體兩側伸開，與地面平行，類似鐘錶9時15分時針與分針的位置；然後雙臂同時向10時10分的位置抬起，再回落。連續做20～30次。另外，踮腳並伸長脖子，保持幾秒鐘，反覆做，則肩部、頸部和腳部肌肉都能得到鍛鍊。此外，對於久坐的上班族來說，可以每隔段時間便做做擴胸運動（此時，雙肘要放平），以及向後仰腰、向上牽拉等，都是很好的養腎方法。

倒走，也能把腎養

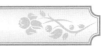

後退行走又叫「倒走」，是一種有益的健身方法。倒走與向前走使用的肌群不同，可以彌補我們正常走路時的不足，給不常活動的肌肉以刺激。倒走時需要腰身挺直或略後仰，這樣脊椎和腰背肌將承受比平時更大的重力和運動力，使向前行走得不到充分活動的脊椎和背肌受到鍛鍊，有利於氣血順暢，養腎護腰背。

後退時，雙腿要用力挺直，膝蓋不能彎曲，這就增加了膝關節、股肌承受重力的強度，從而使膝關節周圍的肌肉、韌帶、股肌都得到鍛鍊。因後退走腳尖是虛著地，主要靠踝關節和足跟骨用力，又使這些相應部位的功能得到了鍛鍊。行走時，要留意運動方向，因而對空間和知覺的感知能力將得到鍛鍊；還要掌握平衡，以防摔倒，因而將會使主管平衡作用的小腦也受到積極的訓練，使小腦調節肌肉緊張度及協調隨意運動等功能得到增強，從而有利於提高人的反應能力。此外，**後退行走時，動作頻率較慢，可自行調節步伐，體力消耗也不大，這項活動很適合那些不宜做劇烈運動的人採用（如體弱者、冠心病及高血壓患者等）**。如果在其他運動完畢後再後退走還有助於調節心情和促使身體疲勞的自然恢復作用。

整日伏案工作或學習的人，採用這種方法能有效地消除疲勞和腰背痠痛之苦。有研究證實，中老年慢性腰背痛患者，每次倒走後會感到腰部舒適輕鬆，持續長期倒走對腰痛有明顯治療作用。青少年正值生長發育時期，採用倒走也有益於軀幹發育，降低雞胸駝背的發生率。科學研究證實，倒走可以鍛鍊腰脊肌、股四頭肌和踝膝關節周圍的肌肉、韌帶等，達

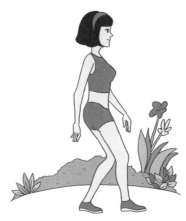

倒走強腎健體

到調整脊柱、肢體的運動功能，促進血液循環。持續長期倒走對腰腿痠痛、抽筋、肌肉萎縮、關節炎等有良好的輔助治療效果，還能產生強腎健體的作用。

施行倒走時的要領是：走時膝蓋不要彎曲，步子均勻而緩慢，雙手握拳，輕輕地向前後擺動，挺胸並有規律地呼吸。每天倒走200～400步，維持長期做此運動，可以使全身放鬆，身體直立，胸部挺起，膝關節不曲，兩臂前後自由擺動，走動起來有骨骼圓潤、全身輕鬆如鬆綁的快感。**倒走可刺激不常活動的肌肉，促進血液的循環，平衡人的機體，對防治腦萎縮特別是腰腿痛有療效。**

另外，值得注意的是，倒走在室內室外皆可進行，但人多車多的地方、低窪不平的路上卻不宜行走，以免摔倒，尤其老年人更應注意安全。

散步，閒庭信步輕鬆把腎養

俗話說得好：「沒事常走路，不用進藥鋪。」散步是傳統的健身方法之一。《黃帝內經》稱要「廣步於庭」，這裡的廣步就是走路，也就是散步。事實上，腳除了帶動肢體運動之外，更重要的是推動氣血運動。中醫認為，氣血以動為貴，經絡以通為要，只有這樣，才能維持正常的生命活動。一旦氣滯血瘀，經絡閉阻，臟腑、組織、器官就要發生病變。而我們只要邁開雙腳，就能推動氣血的運行，氣血

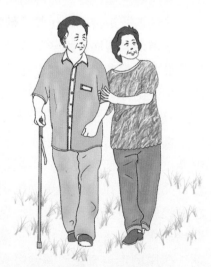

飯後百步走，活到九十九。

流通就可確保全身各組織器官營養物質的供應，也鍛鍊了腳上的穴位。

當然散步時還要注意一些事項：體弱者每小時走5公里以上最好，走得太慢則達不到強身健體之目的。只有步子大，手臂甩開，全身活動，才能調節全身各器官的功能，促進新陳代謝。而且時間最好在清晨或飯後1小時之後進行，每日2～3次，每次半小時以上。失眠者可在晚上睡前15分鐘散步。每分鐘走80公尺為宜，每次半小時，會收到較好的鎮靜效果。腎病患者的血壓也往往偏高，所以建議腎病伴隨高血壓病患者步速以中速為宜，行走時上身要挺直，否則會壓迫胸部，影響心臟功能，走路時要充分利用足弓的緩衝作用，要前腳掌著地，不要後腳跟先落地，因為這樣會使大腦處於不停的振動狀態，容易引起短暫性頭暈。

另外我們經常說：「飯後百步走，活到九十九。」但其實飯後隨即「百步走」，非但不能活到「九十九」，還會因為運動量的增加，影響消化道對營養物質的吸收。尤其是老年人，腎功能減退，吃完飯後，身體中的氣血要到腸胃集合，消化食物，但是你卻非要散步，使得氣血分散，俗話說：「一心不能二用」，氣血心力交瘁，久而久之，身體便會出現毛病。正確作法是在飯後應該靜坐休息半小時，等胃內食物初步吸收後再行運動。飯後散步一定要等到飯後1小時以後進行。

那麼，怎麼樣散步才能產生保健作用呢？

前蘇聯體育科學家把步行鍛鍊劃分為5類：

❶ 很慢速走，每分鐘走60～70步，每小時2.5～3公里。

❷ 慢速走，每分鐘走70～90步，時速3～4公里。

❸ 中速走，每分鐘走90～120步，時速4～5公里。

❹ 快速走，每分鐘走120～140步，時速5.5～6公里。

❺ 很快速走，每分鐘140步以上。

散步時應該是抬頭挺胸，邁大步，雙臂要隨步行的節奏有力地前後交替擺動，路線要直。一個沒有腎病的人，經過幾個月的步行鍛鍊後，就可以把步行速度提高到快速走的上限指標—每分鐘走140步，以這種節奏走1小時即接近1萬步。運動的強度要因人而異。一般是走

到稍稍出汗，就能達到鍛鍊和健身的目的。中老年人步行時，應由少到多、由慢到快，循序漸進。快步走時的心率以不超過每分鐘110次為宜。

讓我們大踏步向前，隨著社會前進的車輪，走向健康、走向美好生活……

走貓步，讓「性福」生活悄悄回籠

貓步，專業一點的名稱是「台步」，指時裝模特在進行時裝表演時所使用的一種標準步的走法。走貓步有講究，其實就養生而言，還是一種優美的養腎鍛鍊。首先貓步的特點是雙腳腳掌呈「1」字形走在一條線上。說到底，就是人們常說的走「直線」。直，會使人想到筆直、強直、僵直，可人要是走貓步的直線，卻恰恰成就了相關肢體彎曲自如。行進時左右腳輪流踩到兩腳間中線的位置，或把左腳踩的中線偏右一點，右腳踩的中線偏左一點，並產生一種韻律

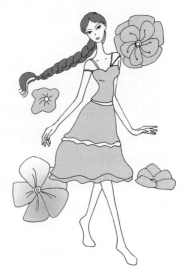

走台步

美。人的腿一走貓步，就會自然地內彎曲，而探出的腳弓，也會彎曲得更有彈力。腿往裡一彎曲，落地不夠長了，這就帶動胯骨向一側拉伸，而另一條腿馬上落地，又帶動著胯骨向另一側拉伸，腰部左右彎曲的擺胯，使走貓步者搖曳多姿。

再來看走貓步的養腎之功。人體會陰部有個會陰穴，中醫認為，會陰穴屬任脈，是任、督二脈的交匯之點。按壓此穴不僅有利於泌尿系統的保健，而且有利於整個機體的祛病強身。男性每天抽出一點時間走走「貓步」，由於姿勢上形成了一定幅度的扭胯，這對人體會陰

部能產生一定程度的擠壓和按摩的作用。所以，除了能增強體質，緩解心理壓力外，還能補腎填精，增強性功能。對男性來說，能預防和減輕前列腺炎的症狀，而女性則可以減輕骨盆腔的充血，緩解腹部下墜和疼痛感。

五禽戲，壯腰健腎的「古老運動」

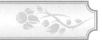

五禽戲又稱「五禽操」、「五禽氣功」、「百步汗戲」等，據說由東漢醫學家華佗創制。「健身五禽操，虎鹿熊猿鳥；形神兼具備，長練永不老。」由以上詩句可知五禽戲是由模仿五種動物的動作組成的一種中國傳統健身方法。

一、虎戲

　　❶腳後跟靠近成立正姿勢，兩臂自然下垂，兩眼平視前方。❷兩腿屈膝下蹲，重心移至右腿，左腳虛步，腳掌點地，靠於右腳內踝處，同時兩掌握拳提至腰兩側，拳心向上，眼看左前方。❸左腳向左前方斜進一步，右腳隨之跟進半步，重心落於右腿，左腳掌虛步點地，同時兩拳沿胸部上抬，拳心向後，抬至口前兩拳相對翻轉變掌向前按出，高與胸齊，掌心向前，兩掌虎口相對，眼看左手。

　　上面說的是左式，右式稍有不同。❶左腳向前邁出半步，右腳隨之跟至左腳內踝處，重心落於左腿，右腳掌虛步點地，兩腿屈膝，同時兩掌變拳撤至腰兩側，拳心向上，眼看右前方。❷與左式❸同，唯左右相反。如此反覆左右虎撲，次數不限。

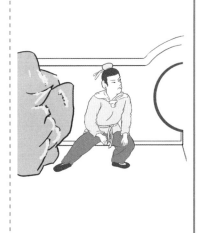

五禽戲和太極一樣講究「外動內靜」「動中求靜」「動靜兼備」「剛柔並濟」「內外兼修」。五禽戲鍛鍊要做到：全身放鬆，意守丹田，呼吸均勻，形神合一。練習五禽戲關鍵在一個模仿，五禽戲顧名思義，就是模仿五種動物，因此，練虎戲時要表現出威武勇猛的神態，柔中有剛，剛中有柔；練鹿戲時要展現其靜謐恬然之態；練熊戲時要在沉穩之中寓有輕靈，將其剽悍之性表現出來；練猿戲時要仿效猿敏捷靈活之性；練鳥戲時要表現其展翅凌雲之勢，方可形神兼備。練習五禽戲主要運用腰的力量，所以可活動腰肢關節，壯腰健腎，疏肝健脾，補益心肺，從而達到延年益壽的目的。

二、鹿戲

　　身體自然直立，兩臂自然下垂，兩眼平視前方。右腿屈膝，身體後坐，左腿前伸，左膝微屈，左腳虛踏；左手前伸，左臂微屈，左手掌心向右，右手置於左肘內側，右手掌心向左。兩臂在身前同時逆時針方向旋轉，左手繞環較右手大些，同時要注意腰胯、尾骶部的逆時針方向旋轉，久而久之，過渡到以腰胯、尾骶部的旋轉帶動兩臂的旋轉。右式動作與左式相同，唯方向左右相反，繞環旋轉方向亦有順逆不同。

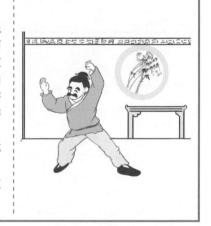

三、熊戲

　　身體自然站立，兩腳平行分開與肩同寬，雙臂自然下垂，兩眼平視前方。先右腿屈膝，身體微向右轉，同時右肩向前下晃動、右臂亦隨之下沉，左肩則向外舒展，左臂微屈上提。然後左腿屈膝，其餘動作與上左右相反。如此反覆晃動，次數不限。

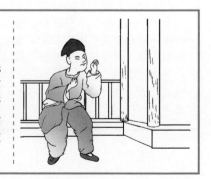

四、猿戲

　　腳跟靠近成立正姿勢，兩臂自然下垂，兩眼平視前方。兩腿屈膝，左腳向前輕靈邁出，同時左手沿胸前至口平處向前如取物樣探出，將達終點時，手掌撮攏成鉤手，手腕自然下垂。右腳向前輕靈邁出，左腳隨至右腳內踝處，腳掌虛步點地，同時右手沿胸前至口平處時向前如取物樣探出，將達終點時，手掌撮攏成鉤手，左手同時收至左肋下。左腳向後退步，右腳隨之退至左腳內踝處，腳掌虛步點地，同時左手沿胸前至口平處向前如取物樣探出，最終成為鉤手，右手同時收回至右肋下。右式動作與左式相同，唯左右相反。

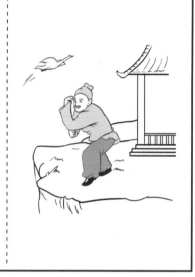

五、鳥戲

　　兩腳平行站立，兩臂自然下垂，兩眼平視前方。左腳向前邁進一步，右腳隨之跟進半步，腳尖虛點地，同時兩臂慢慢從身前抬起，掌心向上，與肩平行，兩臂向左右側方舉起，隨之深吸氣。右腳前進與左腳相並，兩臂自側方下落，掌心向下，同時下蹲，兩臂在膝下相交，掌心向上，隨之深呼氣。右式同左式，唯左右相反。

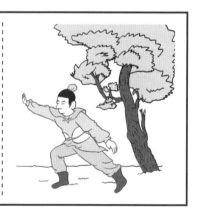

手足操，簡便易行的健腎運動

　　我們都知道，人的身體離不開新陳代謝的作用，就像植物的生存離不開光合作用一樣。新陳代謝離不開營養物質和氧氣，而人在安靜狀態下所獲得的氧氣非常有限，但在身體充分活動的情況下，呼吸功

能增強，血液循環加快，氧氣的獲得量也增加。做做操，讓我們安靜的身體活動起來，使得氧氣源源不斷地流向我們的身體，有利於新陳代謝的加快。做健康操還可以讓我們的腦子得到暫時的休整，調整好狀態，更有利於接下來的工作和課業。其實現在許多人腎虛，就是因為生活壓力大，身體沒有及時休整的時間，現在好了，「腎虛族」每天抽出幾分鐘的時間，做做操，就可以產生強腎健體的作用，來看一下強腎健體操。

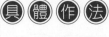

具體作法

❶端坐，兩腿自然分開，與肩同寬，雙手屈肘側舉，手指伸向上，與兩耳平。然後，雙手上舉，以兩肋部感覺有所牽動為準，隨後復元。可連續做3～5次為1遍，每日可酌情做3～5遍。做動作前，全身宜放鬆。雙手上舉時吸氣，復元時呼氣，用力不宜過大、過猛。這種動作可活動筋骨、暢通經脈，同時使氣歸於丹田，對年老、體弱、氣短者有緩解作用。

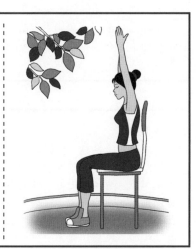

❷端坐，兩腿自然下垂，先緩緩左右轉動身體3～5次。然後，兩腳向前擺動10餘次，可根據個人體力酌情增減。做動作時全身放鬆，動作要自然、緩和，轉動身體時，軀幹要保持正直，不宜俯仰。此動作可活動腰膝，益腎強腰，常練此動作，腰、膝得以鍛鍊，對腎有益。

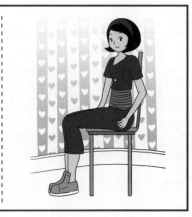

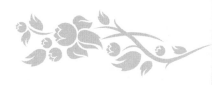

第七章

上有老下有小，養腎因人而異

· ·

　　補腎養腎自有萬變不離其宗的養生法則，但同時，每個人的年齡不同，工作、生活的環境狀況也不一樣，由此，身體的健康狀態也會有很大的差別，如何針對每類人進行養腎補腎呢？這裡以家庭為單元，對「上有老下有小」的典型家庭結構組成，做一個養腎補腎的簡略說明。

第一節
老人補腎，老年人就該養腎精

　　年輕的時候，總是充滿了活力，從來不知道什麼叫累，什麼叫難受。可是人一上年紀，身體一天不如一天，「腎況」愈下。睡不好，食慾差，經常頭暈目眩的，身體虛得一點工作也做不了。腰腿也不聽使喚了，總是痠痛痠痛的，多走些路就沒力氣了，還軟腳；最煩人的是尿多，連出門都是負擔，就怕在街上找不到廁所，一著急就……少花錢、不花錢，老人該如何輕鬆養腎補腎？

活血通絡，骨質疏鬆喝骨頭湯吃果仁

　　為什麼世界衛生組織（WHO）將2000～2010年定為「世界骨骼與關節時代」，把每年10月22日定為「國際骨質疏鬆日」，把每年10月12日定為「國際關節炎日」。《黃帝內經》所說：「骨髓堅固，氣血皆從，如是則內外調和，邪不能害，耳目聰明，氣血如故。」

　　人到五、六十歲，一般腎精不足，腎氣衰弱，隨著年齡的增加，骨關節開始退化，腿腳變得不聽話了。此時，**骨頭裡的骨髓進入了一種空虛的狀態，骨髓空虛了，周圍的骨質就得不到足夠的養分，就疏鬆了。**所以，老人在退休前後一定要注重養腎，防止骨質疏鬆症的發生。

　　具體該怎麼做呢？首先，盡可能避免吃藥，多用運動、食補等自然的養腎方法。中醫講究以髓補髓，所以，把骨頭打碎了，熬點骨頭湯是不錯的選擇。

　　怎麼做呢？燉骨頭湯時首先要選原料，這裡為你推薦：大骨250克，排骨250克，尾脊骨250克，碎骨250克，蔥結1小把，生薑1小

塊，酒25CC，清水2500CC。最好是用冷水。因為一般的肉骨頭上總帶有一點肉，如果一開始就往鍋裡倒熱水或開水，肉的表面突然受到高溫，肉的外層蛋白質就會馬上凝固，使得裡層的蛋白質不能充分地溶解到湯裡，只有先用加足的冷水，並慢慢地加溫，蛋白質才能夠充分溶解到湯裡，湯的味道才更鮮美。在水開後加少許醋，使骨頭裡的磷、鈣溶解在湯內，燉湯不要過早放鹽。因為鹽能使肉裡含的水分很快地跑出來，會加快蛋白質的凝固，影響湯的鮮味。

另外，**中醫說「腎主骨生髓，腦為髓之海」，腎精充盈了，骨髓、腦子就得到補充。**

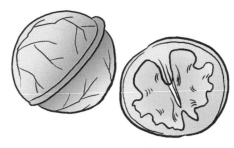

這裡推薦你吃一些堅果，像核桃仁、花生仁、腰果，這些果子都是果實，植物為了延續它的後代，把所有精華都集中在那裡，有很強的補腎作用。

氣血漸衰，「老花眼」的補腎食療方

老人，難免有這毛病那毛病的，視力變模糊、眼部不舒服被很多人認為是「老花眼」，是正常的。其實，這並不僅僅是人老了、眼花了這麼簡單。中醫學認為，老人眼花是由於人上了年紀後，氣血漸衰，肝腎精氣虧損，不能榮養眼目所致，因此，治療以補腎養肝為主。

那麼，所謂的「老花眼」該怎麼辦呢？不能動不動就點眼藥水，即使知道跟腎有關，也不要聽見風就是雨地買一堆補腎保健藥。這裡為眼花老人推薦了7則食療方。

🍚 黑豆粥

黑豆100克，浮小麥50克，白米100克。先將浮小麥用紗布包好與

黑豆一起加水適量煎煮，待黑豆煮開花後，去掉浮小麥渣，再加入白米煮成粥，每日早晚食用。

此粥滋補肝腎，可改善老人眼花症狀。

何首烏粥

何首烏60克，白米200克，紅棗10枚（去核）。先將何首烏加適量清水煎煮半小時，然後去渣留汁，再將白米、紅棗一起加入何首烏汁中煎煮成粥，每日早晚食用。

此粥適用於肝腎虧損所致眼花。

醬醋羊肝

將羊肝洗淨切片，勾芡，素油爆炒，調以醬油、醋、料理米酒、薑。

此菜可為中心性視網膜炎、視神經萎縮老人常吃。

紅肝丸

取紅花10克，與250克豬肝共剁為泥，加芡粉少許，做成丸子蒸食。

此方對肝陰虛者適宜；對白內障術後眼中血絲，可產生促進消散的作用。

胡蘿蔔粥

胡蘿蔔100克，白米200克。先將胡蘿蔔洗淨切成小碎粒，再與白米一起加水適量煮成稀粥，每日早晚食用。

此粥若經常食用，持之以恆，還可防治高血壓，增強老年人體質。

枸杞蛋

枸杞20克，與兩個雞蛋調勻，蒸熟，服用。

此方對老人頭昏眼花、多淚者有效。

女貞子粥

女貞子、枸杞各30克，白米200克，冰糖少許調味。先將女貞子和枸杞加清水小火煮沸半小時，然後去渣留汁，再將白米、冰糖一起加入上述藥汁中煎煮成粥，每日早晚食用。

此粥適用於肝腎陰虛所致眼花。

粥、湯，老人養腎何需尋醫問藥

中醫認為，五臟包括肝、心、脾、肺、腎，其中腎是非常重要的臟器，腎是做什麼用的？**在中醫理論中「腎主骨生髓」，是主骨骼的，腎精可以生化成骨髓，而骨髓是濡養我們骨骼重要的物質基礎。**

❶粥補腎——枸杞蒸雞粥

老年人喝點粥，容易消化、吸收，但補腎吃點什麼粥呢？枸杞蒸雞粥！經研究，紅枸杞含有較多的胡蘿蔔素、維生素B群、維生素C、煙酸、鈣、磷、鐵及亞油酸等，具有滋腎養肝、補血明目，促進肝細胞新生、降低膽固醇和降血糖等作用。而中醫認為，雞有益五臟、補虛損、健脾胃、強筋骨、活血脈的功效。尤其是母雞性屬陰，對腎陰虛體弱多病者更有效益，所以，選一隻未生過蛋的母雞尤佳。

怎麼做呢？將母雞去毛、內臟之後，洗淨，放入滾水鍋內汆水片刻，然後撈出放入涼水內沖洗乾淨，瀝盡水分；再把大紅枸杞15～20克，裝入雞腹內，放入燉鍋（砂鍋最好）中，雞腹向上，把蔥（切段）、薑（切片）放入鍋內，加清湯、食鹽、料理米酒、胡椒粉各適量，蓋好，用大火蒸兩小時即可佐食米粥。

❷湯補腎——黑豆蛋酒湯

中醫學認為，黑豆性平味甘，入脾、腎經，有補腎生血的作用；

雞蛋補虛，與米酒合用，則有溫陽祛寒、補血通經的功效。如是女性此湯宜在2次月經週期之間，每日或隔日進服一次，並宜連續服用數個週期。陰虛火旺見口乾苦，或月經過多者不宜進飲。不耐酒量者，可酌情減少酒的分量。

怎麼做呢？選取黑豆60克，雞蛋2個，米酒100～120CC。先將黑豆洗淨，與雞蛋用清水500CC（2碗量）共煮，蛋熟後取出去殼再煮，至水量不多時，加入米酒煮約半小時便可。此量可供1～2人。

藥補：麥味地黃丸，滋陰補腎經典藥

麥味地黃丸又名八仙長壽丸，曾用名為八味地黃丸，首見於明代醫家龔廷賢所撰《壽世保元》。從方藥組成來看，麥味地黃丸在六味地黃丸基礎上配伍麥門冬、五味子，共八味藥，即麥門冬、五味子、熟地黃、山茱萸、牡丹皮、山藥、茯苓和澤瀉。

麥味地黃丸是經典的滋陰補腎藥，從功效來看，除具有六味地黃丸滋補腎陰的功效外，麥門冬清補肺陰，清熱除煩；五味子補腎斂肺；八藥配伍，適合肺腎陰虛諸證，臨床上麥味地黃丸主要應用於肺結核症見乾咳帶血、陰虛內熱、全身乏力；陰虛喘促症見無痰喘促、口乾舌燥、舌紅少苔；遺精症見腰痛遺精、手足心熱；糖尿病症見口渴尿頻、舌紅少苔等。對陰虛咳嗽或消耗性疾病（如肺結核）所致的口渴咽乾、痰中帶血等病療效尤佳。

從其劑型及用法來看，麥味地黃丸分為大蜜丸、水蜜丸、濃縮丸、片劑及口服液5種。大蜜丸每次1丸，每日2次；水蜜丸每次6克，每日2次；濃縮丸每次8丸，每日3次；片劑每次3～4片，每日3次；口服液每次10CC，每日2次。服用麥味地黃丸時應忌辛辣食物。另外，麥味地黃丸的功效對於陰虛病人顯著，但服用也要注意。服用麥味地黃丸時，忌吃不消化的食物，感冒發燒時最好不要吃，並且高血壓、心臟病、肝病、腎病、糖尿病、孕婦、兒童等人群要在醫師指導下服用。

補養尋方，多病的老人如何補腎養腎？

養腎很重要，但多病的老人該如何養好身體呢？歸根結柢，兩個方面：吃、動。

老人養腎，食補為首選，這樣有利於胃的吸收，同時兼及積極治療其他病。從中醫學的角度，把握一個補腎的原則：黑色食物能補腎。除了這些簡單而又容易掌握的原則之外，從現代醫學的角度來看，一些含「營養物質」豐富的食物也是補腎的高手，尤其是多病老人，可以根據自己的情況選用。

❶含蛋白質的食物

蛋白質如禽、蛋、魚、肉類等動物蛋白及豆類蛋白補腎功能很明顯。蛋白質含有人體活動所需要的多種胺基酸，存在於人體組織細胞，如精氨酸是精子生成的重要原料，且有提高性功能和消除疲勞的作用。

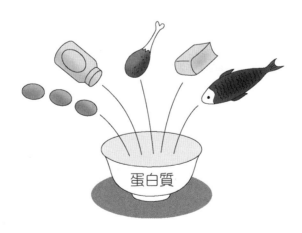

❷含精氨酸、酶的食物

大豆製品、魚類均含有較多的精氨酸。有些動物性食物如鹿鞭，本身就含有大量性激素。

酶是一種在體內具有催化活性的特殊蛋白質，對人體健康作用極大。人體內一旦缺乏酶，可出現功能減退，甚至失去生育能力。酶存在於各類食物中，烹製食物時，溫度過高過長，特別是炸、烤、煎等方法易使酶受到破壞。

❸滑溜的水產品

滑溜的水產品也具有強精效果，這類食品有甲魚、泥鰍、鱔魚等。魚的蛋白質含量很高，日本有學者研究後指出，鮑魚、章魚以及文蛤、牡蠣、魁蛤、螺類、扇貝等均含豐富的胺基酸，是有效的強精食品。

另外，**有一些食品對補腎有害，飲食時，要注意不要吃這些食品：粗棉籽油、豬腦、羊腦、兔肉、菱角、火麻仁、杏仁等通常被認為是不利於性功能的食品。**其影響的原因尚不十分清楚，但中醫學認為它們有傷精氣、傷陽道和衰精冷腎等不良作用。

腳心按摩法，養腎始於「足」下

人一輩子要走多少路，不知道！但我們自己清楚，從出生到離世，我們的雙腿幾乎每時每刻都在工作。研究證實，人一生中70%的活動和能量消耗都是由腿部完成的。此外，雙腿還是身體的交通樞紐，它們流淌著全身近50%的血液，與身體重大器官都有聯繫。老年醫院的專家表示，只有

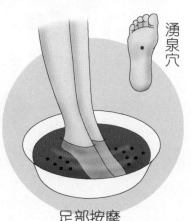

湧泉穴

足部按摩

雙腿健康，經絡傳導才暢通，氣血才能順利送往各個器官。美國科學家同樣認為，從雙腿的走路情況便可判斷一個人的健康狀況，老人每次走的距離越長，速度越快，走得越輕鬆，那麼他的壽命就越長。

如果不注意保養，人到老年，經常會遇到腰痠腿疼、腿腳乏力的問題。**美國政府老年問題專家夏克表示，從20歲開始，如果不積極運動，每10年可能喪失5%的肌肉組織，骨骼中的鈣質也會逐漸流失，雙腿也逐漸衰老。**因此，養腿是一輩子的事，只有養好腿，才能阻止衰老。

腳心按摩的方法：泡腳之後，用手互相擦熱後，用左手心按摩右腳心，右手心按摩左腳心，每次100下以上，以搓熱雙腳為宜。此法有強腎滋陰降火之功效，對中老年人常見的虛熱證效果甚佳。

腳心按摩的功效：中醫認為，湧泉穴直通腎經，腳心的湧泉穴是濁氣下降的地方。經常按摩湧泉穴，可益精補腎，強身體康，防止早衰，並能舒肝明目，促進睡眠，對腎虧引起的眩暈、失眠、耳鳴、咯血、鼻塞、頭痛等有一定的療效。

拉耳、叩齒、嚥津：老人養腎三部曲

人老了，耳背了，牙齒也不好了，開始咬不動某些食物。牙不好就吃不好，吃不好身體自然好不了。耳背了，不僅失去了音樂等視聽享受的樂趣，同時，也成了親人之間交流的阻礙。就日常生活而言，如何不吃藥調理好身體呢？這裡推薦二種方法：

❶拉耳保健法

中醫認為：人體的先天之本在於腎，而腎氣的強健與雙耳息息相關。「腎氣通於耳，腎和則耳能聞五音矣。」如果腎精不足，則會出現耳鳴、聽力減退等症。

具體方法：右手繞過頭頂向上拉左耳14下，再用左手拉右耳14下。如同時再輔以按、摩、搓、揉、點、捏等方法，則效果更佳。臨

床實踐證明，由於耳朵上的不同部位及穴位與體內五臟六腑等器官以及十二經脈、三百六十五絡都有密不可分的內在聯繫，如果長期持續做拉耳保健，就能收到激發正氣、疏通經脈、加速循環、調理臟腑以達到補益腎元、扶正祛邪的作用。

❷叩齒咽津法

據唐代孫思邈《千金要方》記載，三國時期有位老人叫皇甫隆，「年出百歲而體力不衰，耳目聰明，顏色和悅」。曹操親自前去請教其長壽秘訣，皇甫隆告訴他：「人當朝朝服食玉泉。琢齒，使人丁壯、有顏色，去三蟲而堅齒。」**經常叩齒嚥津，可產生強腎固精、平衡陰陽、活血明目、養神益氣等作用。**

現代醫學亦證實叩齒能有效地增強牙周組織纖維、組織結構的堅韌和整個牙周組織的血液循環，改善其營養狀態和增強抗病能力，提高防齲功能，而唾液分泌增加同樣具有清潔口腔、固護牙齒，且能幫助消化、增強機體免疫力的功效。

具體作法：晨起漱口後，不拘坐臥，寧神閉口，先叩齒36次，再用舌在口腔中上下運轉（謂之「赤龍攪海」），左右各18次，此時口中津液漸多，便可含唾液做漱口狀36次，漱津後，將津液分次緩緩下嚥，咽時要「用意精猛，令津與氣汩汩然有聲」，並以意念送入丹田。

冬寒養腎正當時，老人藥膳分型論治

醫學家認為，人體衰老的主要原因在於腎氣虛衰，而冬令恰是養生補腎的最佳時機。那麼，冬令時節老人該如何補腎，讓自己身體健康，過一個屬於自己的「暖冬」呢？冬天氣候寒冷，適於精氣內藏，且消化吸收機能好。如果此時適當增加營養，服用一些滋補藥物容易被吸收。但藥補或食補需因人而異，辨證施治。

❶雞肝湯

如果有明顯畏寒肢冷、腰膝痠軟、小便頻數、五更瀉泄等，多為腎陽虛的表現。可用雞肝1～2具，肉桂2～3克，加清水適量放瓷盅內蓋好，隔水燉，熱飲湯吃雞肝。

❷羊腎桑葚湯

如表現為頭暈眼花、耳鳴耳聾、咳嗽痰血、夜熱盜汗等，多為腎陰虛的症候。可用：羊腎1對，肉蓯蓉20克燉湯，熟後調味服食。

如果沒有明顯的腎虛表現，則不要輕易服用補藥。可有選擇地多食用一些有助於補益腎精的食物，如瘦精肉、豬蹄、鵪鶉及鵪鶉蛋、蜂王乳、甲魚、泥鰍、鱔魚、鴿、牛奶、雞鴨、核桃、黑豆、紅栗、棗、蒜仁、蓮子、蠶蛹等。

補腎壯元氣，吃豬腰或枸杞

過去補腎，常透過吃豬的腰子等滋補食物，現在則因內臟類及海產類食品的膽固醇過高而多所顧慮。中醫說，大抵富含維生素E，又不含膽固醇的食品都是好的補腎品，包括核果類及黑芝麻，核桃就是值得推薦的核果之一。

其他適合老人家食用的補腎食品還有山藥、百合、枸杞、黑豆、蓮子等，都不具強烈藥味，適合入菜。**山藥可煮湯，也可以加入米一起煮，具有抗衰老和降血糖的作用。**常見痰多困擾者，可常吃百合炒菜或燉冰糖來保養。**枸杞也有補腎陽的效用，但患高血壓或糖尿病者不宜。黑豆以熟食或燉煮為宜，雖然泡藥酒也不錯，但老年人仍應避免喝酒。**另外，銀耳、花粉、桂圓、蜂王漿、麥芽、大蒜、洋蔥、香菇等也都有補腎作用。

除此之外，還要用活血通絡的辦法。因為老人一方面是腎精弱了，骨質改變了，由於骨質變了就不願意走了，但越不願意走，血脈

就越不通暢。所以，建議50歲以上的人們，最好的鍛鍊是每天走路。不要十天都不動，突然花一天時間跑到健身房去鍛鍊。汗血是同源的，你十天不動，突然一天一下子去那裡弄得大汗淋漓，看起來好像是鍛鍊了，其實那叫折磨。「奪血者無汗，奪汗者無血。」汗出得太多的時候，血就要受傷了。**所以老年人家最好是保持每天走路，走到什麼時候呢？走到身上微微有汗，氣血開始運動起來就行了，這時內在的廢棄物就已經排出了，這就達到目的了，不要大汗淋漓。**

如果大家從五十歲開始，注意調養腎氣，注意疏通氣血，多吃骨髓類或堅果類的食物，我想等你到了七、八十歲的時候肯定還能健步如飛。

第二節
中年男人，「五八」補腎正當時

人生正壯年，怎麼會夫妻那點事卻「不行」了呢？怎麼如此心力不濟？但話說回來，哪個男人不希望自己始終生龍活虎？可是，快節奏的生活，緊張的工作，不堪重負的壓力……這些都是中年男人沉重的負擔。加上人到中年生理功能由盛轉衰，不少人出現腰痠背痛，耳鳴，眩暈眼花，出現了未老先衰的狀態，中年男人該怎麼養腎呢？

適合中年男人的三味健脾養腎粥

中年男人是家裡的「頂樑柱」，承擔著龐大的工作壓力，飲食沒有規律，而且應酬繁多，這些都會影響腸胃對飲食的正常吸收，久而久之使機體抗病能力大大下降，不僅精神緊張易疲勞，還常常伴有腰膝痠軟、手腳畏涼、失眠等症狀。所以，對於身處這個階段的人來說，養腎要做些調整，先養脾胃再調腎，下面推薦三味健脾養腎粥。

杜仲燉羊腰

【配料】：杜仲10克，羊腰子1隻，生薑2片，紅花油1勺。

【作法】：將羊腰子用水泡，去除異味，然後切片。杜仲過水洗，去除雜質。將一勺紅花油放鍋中，待六成熱時切入生薑兩片爆鍋，之後把羊腰放入鍋中翻炒2分鐘，再把杜仲放入，同時加一碗水，小火燉30～40分鐘，出鍋前放適量鹽。將羊腰帶湯一起食用。

【功效】：在腎陽虛的情況下食用。杜仲、羊腰皆可以補腎助陽，對陽痿、腰膝痠軟等症狀發揮調理作用。

白朮枸杞粥

【配料】：白朮15克，首烏10克，枸杞20克，白米250克。

【作法】：白朮和首烏入鍋煮，經一段時間後撈出，將其湯與枸杞、米一起熬至入味。

【功效】：健脾補腎，強壯肌肉。白朮補氣健脾，首烏可補腎、補血、養腦、烏髮、安神，枸杞能養血補腎。

蓮子芡實粥

【配料】：蓮子50克，芡實15克，米300克。

【作法】：三味一起熬，水要多放一些，不要使粥過稠。

【功效】：蓮子可以健脾寧心，芡實能夠健脾補腎，常喝能夠緩解壓力，防止因工作緊張造成的失眠等不適。

忙裡忙外，天天熱水泡腳腎不虛

俗話說：「樹老根先枯，人老腿先衰。」為什麼腳如此之重要，泡腳有如此之神效呢？**醫學家認為，腳為六經之根，不僅是足三陰經的起始點，還是足三陽經的終止處。僅從穴位來看，腳踝以下就有33個穴位，雙腳穴位達66個，它們分別對應著人體的五臟六腑。**

泡腳水的組成：泡腳水一般取自來水。透過泡腳治病的可根據不同疾病加入不同的藥物。

泡腳水的溫度：泡腳水的溫度以30～38°為宜，但最好不要超過40°。

泡腳容器的要求：質地應無害、安全、保溫性能好；高度一般泡腳盆的高度最好超過20公分（沒過踝關節）可買微電腦浴腳器。

泡腳次數、時間的要求：如一般保健泡腳，每日1次即可；如患有某種疾病每天至少2次以上。每日什麼時間泡腳為宜：如2次，一般上午10點1次，晚上睡前1次，因為睡前泡腳對消除疲勞大有好處，可使人睡得更甜，容易進入「倒床不復聞鐘鼓」的境界。

此外，每次泡腳時間一般為30分鐘以上，但對於如慢性風濕性關節炎、慢性高血壓等要適當延長一些。每次具體時間還需根據泡腳者的年齡、性別、疾病情況等及泡腳後的感受來逐漸調整。

【泡腳的方劑選擇】：將以下方劑煎湯至2000CC左右，水溫保持在40℃左右為宜。不同的個人情況有不同配方。

❶遺精、早洩：仙鶴草40克，黃芩10克，丹皮10克，芡實30克，女貞子30克，狗脊15克，桑葚30克，知母12克，黃柏12克。

❷足跟、足踝關節痛：尋骨風30克，透骨草30克，雞血藤30克，乳香10克，沒藥10克，血竭10克，王不留行15克。

【泡腳的注意事項】：

❶注意衛生（最好以家庭為主）。

❷切忌求快。

❸切忌三天打魚、兩天曬網，要持續不斷才能受益終生。

❹兒童禁止泡腳。

❺某些急性感染性疾病禁止泡腳。

❻出血性疾病禁止泡腳（包括急性外傷出血，如泡腳會引發意外，後果不堪設想）。

護腰＝護腎，辦公男護腰是關鍵

什麼是辦公男？簡單說就是辦公室裡上班的男人，辦公男是一個什麼狀況呢？大多數人如此：在辦公室電腦前一坐近10小時，開車回家再坐一兩個小時，到家又是一屁股坐進沙發，長期單一動作會導致腰部肌肉痙攣，腰部受力均衡性受到破壞，極易導致肌肉韌帶疲勞，並加速椎間盤的衰老。時間久了，就會出現腰痠疼、彎腰困難等症狀。

然而，這一現狀並沒有隨著生活的提高而改觀。相反，現代快節奏的生活方式、過大的壓力和缺乏運動等不良生活習慣，使男人的腰負擔越來越重。據骨科疾病防治權威機構的調查統計，在30～40歲的

男性人群中，有59%的人患有頸椎、腰椎病。

怎麼辦呢？一個簡單的養腰公式是：護腰=護腎。這是為什麼呢？中醫認為「腰為腎之府」，「腰不好」等同於「腎不好」。按西醫解剖學的理論，腎在腰的兩側，在這一位置出現腰痠等症狀，首先就是考慮腎虛、腎氣不足。腎虛可致髓海不足，腦失所養，出現頭暈、耳鳴。腎藏精，腎精化生出腎陰和腎陽，相互依存、相互制約，對五臟六腑產生滋養和溫煦的作用。如果這一平衡遭到破壞或某一方衰退，就會發生病變，男性會出現性功能問題，如早洩、滑精等，嚴重者甚至會影響生育。因此，對男性來說，護腰就是保護男性的根本。

下面推薦兩種基本護腰法。

❶ 按摩法

兩手握拳，手臂往後用兩拇指的掌關節突出部位，自然按摩腰眼，向內做環形旋轉按摩，逐漸用力，以痠脹感為好，持續按摩10分鐘左右，早、中、晚各1次。

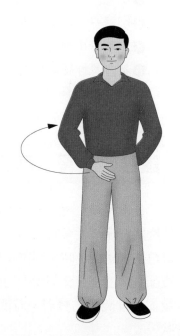

❷ 轉腰法

雙腳分開與肩同寬，腳與膝關節朝前，微微屈腿。上身以腰為軸，用頭帶動整個頸部及上肢，慢慢轉動直到最大角度，再轉到前面。整個過程中腰盡量做到直立，左右各做10～20次。這個動作可以減輕單一姿勢導致的腰痛，有效鍛鍊腰部肌肉群，提高腰部力量，同時對脊柱骨、椎間盤等腰部關節疾病的預防與康復有一定作用。

此外，控制體重、游泳也能很好鍛鍊腰部，尤其是蛙式，不僅

可以鍛鍊到腰腹肌，還能夠保障脊椎間組織的營養供應，維持它的彈性，提高脊椎抵抗外來衝擊的能力。

端坐強腎操：補腎，固精，壯腰膝

「生命在於運動」，養腎也不例外。腎虧精損是引起臟腑功能失調、產生疾病的重要因素之一，透過運動養腎糾虛，是值得提倡的積極措施。

【具體作法】：

❶舒筋活絡，緩解氣短：端坐，兩腿自然分開，與肩同寬，雙手屈肘側舉，手指伸向上，與兩耳平。然後，雙手上舉，以兩肋部感覺有所牽動為準，隨後還原。連續做3〜5次為1遍，每日可酌情做3〜5遍。做動作前，全身宜放鬆。

注意：雙手上舉時吸氣，復元時呼氣，且力不宜過大、過猛。

❷壯腰膝、助腎：端坐，兩腿自然下垂，先緩緩左右轉動身體3〜5次。然後，兩腳向前擺動10餘次，可根據個人體力，酌情增減。

注意：做動作時全身放鬆，動作要自然、緩和、轉動身體時，軀幹要保持正直，不宜俯仰。

❸溫腎強腰、固精、活血：端坐，鬆開腰帶，寬衣，將雙手搓熱，置於腰間，上下搓摩，直至腰部感覺發熱為止。

你「虛」了嗎？腎虛男人保腎藥膳

對於腎虛，中年男人表現得比較「敏感」，所以，一般來說，不虛而當虛來調治的很多，所以，這裡首先要強調的是，注意要確定自己是否腎虛的現實。如果一旦確定腎虛，該做何調整呢？這裡為中年男人推薦幾款藥膳方。

❶中年腎虛，腰腿無力、痠痛：每次用100克白米加入3〜5粒生板栗煮成粥，粥熟後加入適量精鹽（因為鹹味是入腎經的，這樣可以

產生「引經」的作用，治療效果會更好），每天1～2次，1週後就會有明顯的好轉。

❷中年腎陽不足，精血虛損所致的形體羸瘦，腰膝痠軟、疼痛，遺精陽痿等：鹿角膠粥6克，白米100克，將白米煮成粥後，將鹿角膠打碎放入熱粥中溶解，加白糖適量。

❸中年腎虛陰虧所致的體質虛弱、腰膝痠軟、失眠盜汗：海參（切碎）50克，白米100克，同煮成粥，加少許蔥、薑、食鹽調味。

❹中年陰陽俱虧所致的腰脊疼痛、腰膝痠軟、腿足痿弱、頭暈耳鳴：枸杞10克，豬腎1個（去內膜，切碎），白米100克，蔥、薑、食鹽各少許，同煮成粥。

❺中年人腎陽虛衰所致的畏寒肢冷、腰膝冷痛、小便頻數、夜間多尿、便祕：肉蓯蓉10克，羊腰1個（去內膜，切碎），白米100克，同煮成粥。

改邪從良，不良習慣毀了男人的腎

人們生活水準越來越高，腎虛往往少有營養缺乏的問題，正是這樣，腎的問題往往被忽視，認為吃得這麼好，怎麼會虛呢？大家忽略了生活節奏的加快，導致了很多人飲食沒有規律，不良生活習慣成為了傷腎的「罪魁禍首」，而已經患腎病的朋友卻會更加嚴重。

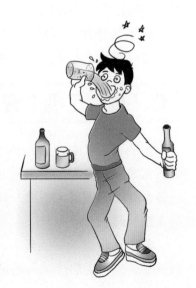

不良習慣1：不喝水，喝飲料

很多人認為，喝白開水就是虧待自己，喝飲料是一種生活品質提升的表現。其實這是一種盲點。相比之下，汽水、可樂等碳酸飲料或咖啡等飲品理所

當然地成為了白開水的最佳替代者。但是，這些飲料中所含的咖啡因，往往會導致血壓上升，而血壓過高，就是傷腎的重要因素之一。

【解決方法】：少喝飲料，多喝開水。盡量保持每天飲用8大杯白開水以促進體內毒素及時排出。

不良習慣2：大量吃肉

如果尿中發現有尿蛋白，又吃了太多肉類，長期如此會使腎功能受到損害。美國食品協會曾經建議，人類每日每公斤體重的蛋白質攝取量為0.8克，也就是說一個體重50公斤的人，每天只能攝入40克蛋白質，因此一天也不能吃多於300克的肉，從而避免對腎臟造成太大的傷害。

【解決方法】：每餐肉類和豆製品的攝入量應控制在手掌大小約0.5公分厚度，如果有慢性腎炎的人，這個量應該再減少。

不良習慣3：濫服止痛藥

有研究證實，長期服用混合性的止痛藥，人體的血流速度會被迫降低，因此將嚴重影響腎臟的功能。此外，值得注意的是，止痛藥引起的腎衰竭患者也比較容易發生膀胱癌。

【解決方法】：不管服用哪種止痛藥，都只適合偶爾服用，絕對不能長期服用，如果長期需要依賴止痛藥，就必須就醫做徹底檢查。

不良習慣4：吃飯口味重

鹹入腎，但口太重則過猶不及。**鹽是一把雙刃劍，過多則是腎負擔加重的重要元凶**。我們飲食中的鹽分95%是由腎臟代謝掉的，攝入得太多，腎臟的負擔就被迫加重了，再加上鹽中的鈉會導致人體水分不易排出，又進一步加重腎臟的負擔，從而導致了腎臟功能的減退。

【解決方法】：每日攝鹽量應該控制在6克以內，而其中有3克可以直接從日常食物中獲得，因此，食物調味時應該保持在5克以內。值得注意的是，速食麵中的鹽分特別多，應盡量少吃。

不良習慣5：啤酒當水喝

如果已經患了腎臟方面的疾病，又無限制地大量喝啤酒，會使尿酸沉積導致腎小管阻塞，造成腎臟衰竭。

【解決方法】：每年驗尿，如果在驗血的時候，發現腎臟有問題，恐怕腎功能此時已經受損不輕了，與其等驗血來了解腎臟，還不如平時就定期進行尿檢，因為驗尿是了解腎臟最為簡便快捷的方法。

房事過度，男人及時行樂傷腎損壽

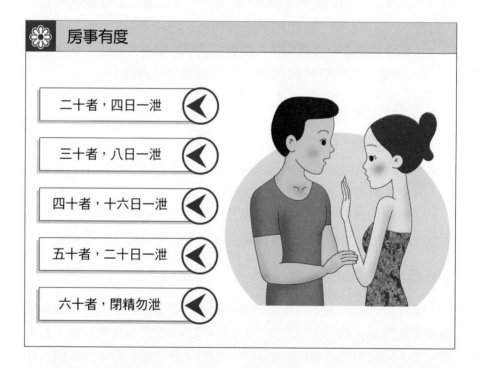

房事有度

二十者，四日一泄 ◀

三十者，八日一泄 ◀

四十者，十六日一泄 ◀

五十者，二十日一泄 ◀

六十者，閉精勿泄 ◀

趙先生，還不到40歲，卻衰老得像50歲的人，為什麼會這樣呢？不知道的說當老闆操心的事太多，而知道的人卻知道那背後還有「祕密」。原來，趙先生現在當老闆了，有錢了，也和老婆離婚了，終日風流快活，沉浸在風月場合，光「小蜜」就有好幾位呢！那麼，有

「小蜜」日子該過得滋潤才是，為何這樣呢？因為房事直接關係每個人的身心健康。

少年不知保養，老年百病纏身。房事可生人、殺人，所謂生我之門，死我之戶，幾個醒來幾個悟。《千金方》中這樣記載：「禦女之法，能一月再泄，一歲二十四泄；皆得二百歲，有顏色，無疾病。若加以藥，則可長生也。人年二十者，四日一泄；三十者，八日一泄；四十者，十六日一泄；五十者，二十日一泄；六十者，閉精勿泄，若體力猶壯者，一月一泄。凡人氣力自有強盛過人者，亦不可抑忍，久而不泄，致生癰疽。若年過六十，而有數旬不得交合，意中平平者，自可閉固也。」這裡主要是說我們行房事的時候，要根據自己的年齡有所節制。趙先生已經到了四十不惑的年齡，每天沉浸於風花雪月，把腎精當做口痰一樣亂吐，以為消耗的只是一點點蛋白質而已，這種想法只是看到人體的表面現象，沒有看到事物的本質。

簡單地講，男人射精首先是人體具備的功能，也是功能在自身真氣推動下來實現性行為的，也是意、氣的合一展現而產生的聚集能量的一個過程。這種性功能是人體的精氣神的合一，所以說精的外泄也是極其寶貴的生命能量消耗。所以，這裡要奉勸那些秉承「人生苦短，應及時行樂」者，如果對生命不加珍惜，就像耗費青春一樣，時光不再，怕真的就應了「人生苦短」的慨歎！

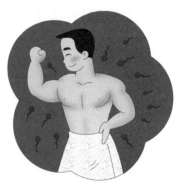

男精女經（血）泄出去的都是人體精微物質，都是生命能量。

慾不可縱。不像西方醫學所講的：男女交合消耗的只是一點點蛋白質，對人體沒有什麼影響。唐代大醫學家孫思邈說：「精少則病，精盡則死。」說明保精對健身的重要意義。所以，一定要節制性欲，要在「節制」二字上下工夫。我們要「惜精如金，愛命如寶」。控制好個人的性生活，這樣就會延緩衰老，青春常在。

交合有時，應酬之後不可「醉以入房」

　　現代人忙碌之餘都喜歡放鬆放鬆，除了卡拉OK之類的娛樂活動之外，難免就是三朋五友聚在一起推杯換盞。而且在為數不少人的眼裡酒是一種催情劑，可以激發人的情欲，提高人的性能力，所以有「酒為色媒人」之說。但是事實並非如此，酒精是刺激性很強的物質，易引起性器官充血興奮，使人失去自制力而導致房事過度，使腎精耗散過多。所以古人反覆告誡：「醉不可以接房，醉飽交接，小者面黯咳喘，大者傷絕臟脈損命。」「大醉入房，氣竭肝腸，男人則精液衰少，陽痿不舉；女子則月事衰微，惡白淹留。」

　　現代醫學認為，長期的醉以入房，會使人體免疫系統的調節功能適應性減弱。臨床所見陽痿、早洩、月經不調等病，常與酒後房事有關。酒不但不具有催情助慾的作用，相反卻是高級中樞神經抑制劑。

❀ 房事不可「醉以入房」

　　這裡尤其要奉勸那些剛結婚的新婚夫妻，更不要在忙碌一天後，拖著疲憊的身子，帶著濃烈的酒味大行房事。

飲酒會短暫地興奮一下大腦皮質「司令部」，但是很快會轉入抑制狀態。如果在這短暫的興奮狀態下匆忙性交，會過於激動、魯莽與粗魯，甚至失態，性能力容易發生偏差，也容易招惹配偶的責難，這往往是因精神心理狀態不良造成的性功能障礙埋下的禍根。

有資料證實，過量飲酒後，血液中雄激素睪酮的數量會隨之減少。這一方面是由於酒精直接妨礙了睪丸生產睪酮，而另一方面由於在酒精刺激下，肝會加快對睪酮的處理，許多睪酮被分解轉變成其他物質。再說，**長期飲酒的人，難免會發生一定程度的酒精性肝硬化，對睪酮的處理能力會減弱，結果體內雌激素含量上升。總之，睪酮的減少或雌激素的增多，都會造成勃起功能障礙。**

古人云：「過飲則分神耗血。」「勿以酒為漿，醉以入房。」這裡尤其要奉勸那些剛結婚的新婚夫妻，更不要在忙碌一天後，拖著疲憊的身子，帶著濃烈的酒味大行房事。記得莎士比亞也有一句名言：「酒激起了願望，但也使行動化為泡影。」

知損益，男人「性福」生活需量力而行

現代人有一個知識的盲點，就是不懂得節制性欲的重要性。現代社會人們生活富裕起來了，交際廣了，夜生活多了，有些人生活放蕩，盲目追求所謂的「性解放」，性生活放縱、混亂，有的醉後入房，尋歡作樂，更為嚴重的是嫖娼、亂性。這些實際上都是自己在作踐自己，耗精傷身，面無血色，甚至骨瘦如柴，百病叢生。更值得一提的是，有的患了腎虛證，剛治好，在康復期間，就強行與妻子過性生活，結果很快又舊疾復發了。「七損八益」就是一個不得

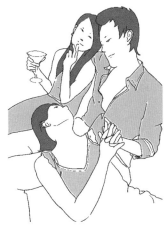

腎病初癒，強行行房，易舊病復發。

不提的養生方略，下面就對「七損八益」作一個具體的介紹。

中醫認為，人體健康調攝的一個重要的方面就是要「法於陰陽，和於術數」，按照《易》數與觀察到的人體階段發育特徵相對號。故此，《素問・上古天真論》認為，男子八歲腎氣始盛，至四八而極，此為男子的四益；女子七歲腎氣始盛，至四七而極，此為女子四益，合為八益。男子腎氣五八始衰，至八八而竭，此為男子的四損；女子五七始衰，至七七而竭，這是女子的三損，合為七損。這就是《素問・陰陽應象大論》的「七損八益」。為什麼是七和八呢？數字上我們已經明白其中男女結合的加法運算。此外，七為少陽之數，而八為少陰之數。女子得「七」，使得女本陰體而得陽數者，此為陰中有陽；男子得「八」，使得男本陽體而得陰數者，此為陽中有陰。

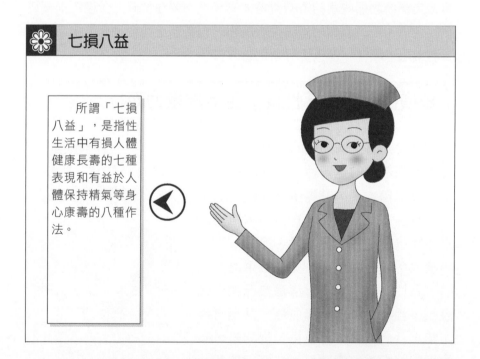

七損八益

所謂「七損八益」，是指性生活中有損人體健康長壽的七種表現和有益於人體保持精氣等身心康壽的八種作法。

所謂「七損八益」，是指性生活中有損人體健康長壽的七種表現和有益於人體保持精氣等身心康壽的八種作法。七損，即「一曰

閉，二曰泄，三曰竭，四曰勿，五曰煩，六曰絕，七曰費」。拿今天的話來說，房事七損即為：「閉」是指在性交的時候陰莖疼痛，精道不暢，沒有精子可射，此為一損；「泄」是指男女在性交時虛汗淋漓，精氣外泄，此為二損；「竭」是指房事沒有節制，放縱肆行而氣血耗竭，此為三損；「勿」是指雖然有強烈的性欲衝動，卻因陽痿不舉而不能交合，此為四損；「煩」是指交合時呼吸梗阻，神昏意亂，此為五損；「絕」是指雙方在性欲的有無或者在性欲的節律上步調不一致，從而使一方無性欲或者還沒有進入狀態的時候而強行交合，這時雙方特別是對女方的身心健康非常不利，甚至還會傷及胎孕，從而影響到下一代，所以，將這種幾乎陷入絕境之損定為「絕」，此為六損；「費」是指當交合時過於急速，性之欲來去匆匆，因為其間還濫施泄瀉耗費了精氣，故而稱為「費」，其為七損。

那麼，何為八益呢？

魔高一尺，道高一丈。針對房事交合中對人體有害的七種性交時候的表現，古人又提出了房事生活中對人體有益的八種作法，即「八益」，是指：「一曰治氣，二曰治沫，三曰知時，四曰蓄氣，五曰和沫，六曰積氣，七曰持贏，八曰定傾。」一益，調治精氣，即在性交之前先要練氣導引，使周身氣血通達；二益，致其津液，即不時吞服舌下津液，可致其陰液；三益，交接時機，即在房事交合的時候要掌握好時機；四益，蓄養精氣，即做到強忍精液而不外泄；五益，調和陰液，即上吞唾液，下含陰液，雙方在交合中的協調；六益，聚積精氣，即交合時要有所節制，以積蓄精氣；七益，保持盈滿，即交合之時不可精疲力竭，要留有一定的餘地，保持精氣充盈，做到不傷元氣；八益，防止陽痿，即兩性在交往的時候，不要貪戀享樂，以防止傾倒。

這裡對於房事養生中於身心有害的七種作法和八種有益的導引的方略都作了具體的說明，可見，「七損八益」是在綜合性心理保健、性生理保健、性行為規範、氣功導引等多方面知識的基礎上歸結出來的房事養生方法。因此，在性生活過程中我們也要善於利用「七損八

益」的方法來調攝性生活。對於七損無論是貪戀享樂還是無知而犯都會於健康有損，於生活則往往事與願違，適得其反，需要放棄；而對於八益，則往往能在我們有節制地享受美好性生活的同時，獲得養生之道，可謂是「雙贏」。

補腎壯陽，男人莫忘多吃蝦

中醫養生認為，蝦，性味甘溫，有補腎壯陽的功能。現代營養學家一致認為，蝦營養價值豐富，脂肪、微量元素（磷、鋅、鈣、鐵等）和胺基酸含量甚多，還含有激素，有助於補腎壯陽。但有一點需要留意：蝦無疑對腎陽虧者有效，但陰虛陽亢者不宜多吃。那麼，腎虛患者該如何因人而異進行補氣益腎呢？配合日常食譜，推薦如下。

 調腎氣不足之米酒炒大蝦

【原料】對蝦300克，米酒適量，生薑3克。

【作法】將對蝦去腸洗淨放入米酒中浸泡15分鐘後取出，加油、生薑猛火炒熟，調味好裝盤。

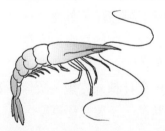

【營養功效】通血脈，補腎壯陽。主治腎氣不足、陽痿。

 調腎虛、陽痿之醉蝦

【原料】蝦600克，紹興酒適量。

【作法】將蝦洗淨，剪去頭鬚，除淨肚腸。再將蝦與紹興酒一同煮2分鐘，根據自己喜好，適當加調味品。浸泡1小時後可以食用。

【營養功效】主治性功能減退等症。

 調腎虛、陽痿之韭菜炒蝦仁

【原料】韭菜適量，鮮蝦250克，生薑3片。

【作法】將蝦去腸去殼，爆香薑片，放入鮮蝦炒熟。韭菜炒熟，與蝦一起裝盤即可。

【營養功效】主治腎虛、陽痿等。

對於以上具有補腎助陽作用的食療方，只能根據身體狀況適當進補，不能沒有限制地過量進補，否則「過猶不及」，可能會帶來不良反應，對身體造成不必要的傷害。

燕爾新婚，蜜月期男子的補腎食方

新婚蜜月裡，男人「性」趣盎然，容易出現非病理性的陽痿或早洩，故而在新婚期間適當進補，對男人來說是非常必要的。概括起來看，可以採取以睡補神、以藥補精、以食補氣三種方式，簡要說明如下。

❶以睡補神

在興奮和歡愉中一定要注意休息，當發現身體有疲勞的徵兆時，不妨學會忙裡偷閒，適當休息，要保證有充足的睡眠時間，此為補神的最佳方法之一。

❷以藥補精

一般說來，在婚前一個月可適當服用一些六味地黃丸、補腎強精片；婚後蜜月期可服人參養榮丸。此外，枸杞燉豬腰湯、海參燉黑芝麻湯等食品也是良好的食療補腎方。

❸以食補氣

新婚燕爾，房事過頻，適當多吃點補腎強精的食物和藥物，很有必要。

這裡介紹幾種有效的新婚男子補腎食療方。
❶枸杞30克與豬腎2個燉服。
❷海參30克、黑芝麻60克燉服。
❸鯽魚2條、核桃仁30克、白米250克煮粥服。

❹肉蓯蓉30克砂鍋煮爛去渣，加入100克精羊肉和糯米250克，共熬成粥，食時加少許薑、蔥、鹽調味服用。

❺桑葚、桂圓肉、紅棗各250克，煮爛去渣留汁，濃縮再加適量白糖熬至拔絲，傾倒在乾淨的大理石或不銹鋼板上，抹平，冷卻後切塊常服。

此外，多吃一些富含高蛋白的食物，如雞、魚、蛋，可以彌補勞累對氣血的耗損；維生素E能調節人的性腺功能，微量元素鋅是夫妻生活的調節劑，多食綠色蔬菜、動物肝、植物油、豌豆等食物可以補充上述元素。

第三節
中年女人，「五七」補腎要及時

一項對35～50歲之間、涵蓋了70多個不同職業、涉及5000例中年女性婦科疾病的病例調查顯示：乳腺增生、子宮頸炎、子宮肌瘤、陰道炎、卵巢囊腫等中年女性易患的婦科疾病。這些疾病直接或者間接都跟腎不好有關。曾經人們一度以為腎虛只是男人的專利，實際上，女性腎虛也日益明顯，特別是許多上班族女性。一邊是工作，一邊是家庭，還要注意未來的孕育之事，結合愛美等諸多事宜，養腎，女人該怎麼做呢？

腎虛，不再是男人的「專利」

現代女性飲食不規律，營養結構也不夠全面，腎臟容易過熱。另外，長期身處四季不分的恆溫辦公室中，缺乏運動，導致女性體內缺氧，腎臟虛弱，免疫力也會下降。因此，腎虛不是男人的「專利」。

女性的腎功能狀態對女性的青春美麗與健康往往具有更為重要的作用。女性由於一生中要經歷經（月經）、帶（白帶）、胎（懷胎）、產（分娩）、乳（哺乳）等生理過程，加之生活、工作壓力，更易使腎中精氣不足。尤其是中年以後，女性身體功能開始減退，腎功能開始下降，導致腎虛腎虧，易造成氣血兩虧、陰陽失調，使女性身體發生退化，逐漸衰老，往往出現腰膝痠軟、精力疲乏、臉色蒼白、褐斑滋生、皮膚乾燥、頭髮乾枯等一連串衰老跡象。因此，補腎對於女人來說比男人更加重要！

那麼，女人怎麼知道自己的腎是不是虛呢？這裡提供一個簡略的測試，方便女性對自己的「腎況」有一個初步的了解，也是腎虛易患

者的警示。

❶早上起床，枕頭上總是會落下不少頭髮；腹部肌肉鬆弛無力，蒼白無血色。

❷一日三餐，進食甚少，甚至連自己喜歡的菜，也會味同嚼蠟。

❸皮膚愈來愈乾，臉上出現魚尾紋、黃褐斑等。

❹乳房明顯沒有以前堅挺，肌肉也鬆弛了。

❺體重有明顯增加或下降趨勢。

❻月經嚴重失調或經血顏色有異。

❼記憶力明顯下降，經常丟三落四，忘記事情。

❽晚上經常睡不著覺；常做夢；睡得再多，還是感覺累。

❾尿頻。

❿抵抗力明顯下降，常感冒。

⓫感到情緒憂鬱，經常發呆。

⓬總是很想發火，卻又沒精力發作。

⓭無精打采，工作時沒多久就感覺胸悶氣短，想休息卻又睡不著。

⓮對污染、雜訊變得十分敏感。

⓯不再熱中朋友聚會。

⓰性能力和性欲顯著下降，經常感到疲憊不堪。

腎關乎著我們的美麗、我們的「性」福，還不快來測測，你的腎到底怎麼樣了。上面的選項中，如果在你身上已經出現了5項的話，當心，你的腎已經在發出警示啦！

腎氣旺盛，女性才會容顏姣好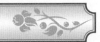

男人要補腎，女人也需要。中醫認為，女性特有的生理現象如經、帶、孕、產、乳等都與腎中精氣關係密切。女性以血為本，氣血又是月經、孕育、哺乳的物質基礎。只有腎氣旺盛，女性才會在外表上表現出容光煥發，容顏姣好。

腎虛的女性，首先展現的是外在的容顏，臉色蒼白、早衰、生斑、暗黃、消瘦、沒有精神等，還有月經不調，性冷感，畏寒怕冷，甚至還影響到生育。中年女性腎虛比例相當高，甚至高於男性。許多婦科疾病都與腎虛有關，腰痠腿痛、手腳怕冷、面色發白、經期延遲等是腎陽虛的表現；腰膝痠軟、頭暈耳鳴、失眠健忘、盜汗、經少經閉、宮寒不孕等症狀則是腎陰虛的表現。下面推薦兩道食療菜餚。

冬蟲夏草懷山藥鴨湯

　　蟲草15克，懷山藥20克，鴨1隻。將鴨和蟲草、懷山藥放入鍋內隔水燉熟，加點調味品即可。每週可食用一兩次。

　　本湯滋陰補腎，適用於因腎陰不足而導致的失眠、耳鳴、腰膝痠痛、口乾咽燥等。

鹿茸枸杞豬腰湯

　　鹿茸10克，枸杞25克，豬腰2個（去內膜，切碎），然後將豬腰放入鍋中，加生薑小炒至熟，與鹿茸、枸杞放入鍋內隔水燉熟，調味即成（進食時可加半匙米酒）。每週可食用一兩次。

　　本湯補腎陽，適於因腎陽虧損而造成的頭暈、耳鳴、疲倦無力、怕冷等。

　　從養生保健角度講，腎中精氣是生命活動的物質基礎，隨著年齡增加，腎中精氣則會逐漸衰退，所以說腎虛是身體長期性消耗的結果。當女性出現腎陰虛症狀時，還可選擇六味地黃丸進行調理保健。

保元湯，美顏保腎養出十足女人味

　　男人養腎，在很多人看來是情理之中的事，說女人養腎，很多人都覺得新鮮，那麼，究竟對女人而言，腎到底有多重要？女人的腎為什麼就這麼「脆弱」呢？

　　隨著社會的進步，生活節奏和工作要求不斷地加快加大，現代

女性正承受著前所未有的競爭壓力，生活變得沒有規律，速食成了家常便飯，加上女人要經歷比男人更多的生理歷程，尤其是到了中年以後，女性身體機能開始減退，腎功能也隨之下降，導致腎虛腎虧，造成氣血兩虧、陰陽失調，使女性身體發生退化，逐漸衰老，往往出現腰膝痠軟、疲乏、臉色蒼白、褐斑滋生、皮膚乾燥、頭髮乾枯等衰老跡象。據報導，全世界每年有25000名女性發生急性腎衰竭，每4個女人中就有一個患過不同程度的腎臟疾患，而男性的腎病發生率僅為1/100。

如何美顏保腎呢？這裡為大家推薦慈禧當年曾用過的保元湯。

【原料】：活鯽魚1條（約500克），瘦牛肉250克，豬蹄1個，生山楂、紅棗各適量。

【用法】：將鯽魚宰殺後，去除鱗雜及內臟。將牛肉切成碎塊，將山楂和紅棗去核。將去核的山楂、紅棗與豬蹄、鯽魚、牛肉塊一起放入砂鍋中，加2升清水，先用大火煮沸，再用小火燉煮一天或一夜，待其冷卻後除去湯表層上的浮油即成。此湯中不需放鹽、糖等調味品，服用前應先加熱，早晚各服一碗，可長期食用。

【功效】：鯽魚中含有豐富的蛋白質、脂肪、鈣、磷等營養物質，具有健脾益氣的功效。牛肉中含有豐富的蛋白質、脂肪、維生素A、維生素B群、維生素D、鈣、磷、鐵等營養物質，具有健脾益腎、補氣養血、強筋健骨的功效。紅棗中含有多種維生素、胡蘿蔔素等營養物質，具有益氣補血、健脾和胃的功效。山楂中含有多種維生素、檸檬酸、山楂酸、蘋果酸、蛋白質、鈣、磷、鐵等營養物質，具有活血化瘀的功效。豬蹄中含有大量的膠原蛋白質，能使人體細胞得到滋潤，保持充足的水分，幫助延緩皮膚的衰老。因此，保元湯具有很好的補血活血、補氣健脾、養顏、防衰老的功效，特別適合中老年人服用。

需要注意的是，保元湯一定要用砂鍋燉煮，因為砂鍋是陶製品，能較好地保持湯液的色、香、味。用砂鍋熬湯時要加足水，切忌中途向湯中添加冷水，因為加熱中的肉遇冷會立即收縮，肉中含有的蛋白

質就不易溶解出來，從而使肉湯失去鮮味。正確的作法是，將保元湯用旺火煮沸，再用小火燉煮20分鐘，撇去浮沫，此後一直用小火使其保持沸騰的狀態，這樣可以使肉裡的蛋白質更多地溶解在湯中。

滋陰養腎，女人不吃藥的養腎寶貝

俗話說：「**男怕傷肝，女怕傷腎。**」現代女性生存壓力加大，辦公室普遍使用空調使空氣乾燥渾濁，以及女性自身的免疫力低和其特有的生理特點，導致現代女性出現炎症的比例越來越高，腎病逐漸成為女性的大敵。輕則面色灰暗，顏面失色，重則影響到正常的「性」福以及做媽媽的權利。

女人身體不好，要滋陰，要補血，還要補腎，但又不要吃一大堆藥，該怎麼辦呢？為大家介紹幾種養腎寶貝，讓你補體養生一步到位！

❶當歸

當歸30克，益母草50克，煮沸後加入雞蛋再煮1小時。用於血虛血瘀所致的月經不調、痛經、產後腹痛。當歸對子宮的作用取決於子宮的功能狀態而呈雙向調節作用，還可用於慢性腎衰竭所致的腎性貧血。

❷阿膠

紅棗30枚煮熟，加入阿膠10克煬化。用於血虛經少、沖任不固的崩漏及妊娠下血。阿膠含多種胺基酸，治療貧血優於鐵劑，可改善體內鈣平衡，可用於尿毒症腎性貧血。

❸龍眼

龍眼肉30克，枸杞20克，煮沸後，加入剝皮的熟雞蛋，再煮半小時。用於肝腎虧虛所致的血虛失眠、心慌等更年期症狀。

❹黑豆

黑豆50克，核桃仁30克，豬腎1個，共燉2小時，低鹽調味。用於腎虧月經稀少、慢性腎病蛋白尿。

❺黑芝麻

黑芝麻50克，塞入雞膛中，加水燉2小時。用於精虧血少的月經病。

❻何首烏

何首烏50克，濃煎取汁，豬肝100克，切片炒熟，加入首烏汁。用於更年期陰虧火旺，頭暈眼花，虛煩失眠，性情急躁，還可用於慢性腎衰竭。

❼海參

水發海參100克，加水煮爛，調入冰糖。用於經前緊張綜合症及更年期綜合症。

❽甲魚

甲魚1隻，枸杞30克，加水燉2小時。用於陰虛血熱沖任不固的崩漏，月經過多。

性冷感，女人慎防「腎陽虛」

有人說習慣會讓性高潮變成性低潮，意思是說大家習慣怎麼做愛之後都不去改變，一成不變的性，自然讓性欲慢慢降低，尤其是女人。有這樣一個觸目驚心的數字：女性性冷感的發生率為30%～40%。也就是說，每三個女人就有一個性冷感。女人對性生活缺乏快感，甚至淡漠、厭惡，中醫上稱為「陰冷」。這種情況的出現，

原因是多方面的。情緒憂鬱、恐懼、性生活不諧調或者卵巢功能不足、腎上腺皮質和腦垂體功能失調，均是本病的原因。而大多數女子則是由於情緒憂鬱、恐懼、性生活不諧調等心理因素造成的。

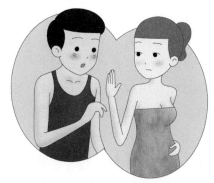

中醫學認為，該病多因為下元虛冷、寒氣凝結，或腎陽虛衰、風冷之邪乘虛侵入，冷氣乘

大多數女子性冷感則是由於情緒憂鬱、恐懼、性生活不諧調等心理因素造成的。

於陰部所引起。此病的治療，主要是消除女方對性生活的緊張和厭惡情緒，正確了解性生活知識和有關的生理解剖知識，並且要互相理解、彼此配合。女子性欲冷淡，除了心理治療外，配以適當的食療法，對改善性功能、提高性欲有較好的效果。下面介紹女人性冷淡的食療方法。

蟲草燉雞肉

冬蟲夏草4～5枚，雞肉300克，以上共燉，煮熟後食肉喝湯。

五香羊肉

羊肉去肥油，蒸熟或煮熟，切片，加蒜、薑、豆豉、蔥、茴香、五香醬油等調料拌食。

腎虛，女強人當心「性福」力不從心

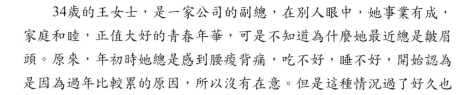

34歲的王女士，是一家公司的副總，在別人眼中，她事業有成，家庭和睦，正值大好的青春年華，可是不知道為什麼她最近總是皺眉頭。原來，年初時她總是感到腰痠背痛，吃不好，睡不好，開始認為是因為過年比較累的原因，所以沒有在意。但是這種情況過了好久也

沒有好轉，反而越來越嚴重，最近連夫妻生活也感到力不從心了。王先生也開始懷疑她是不是在外面有了別的男人。她把這些煩心事告訴了醫生，醫生毫不猶豫地指出這是由於「腎虛」引起的。王女士很不解：「男人性生活下降是腎虛惹的禍，這是大家都知道的事實，可是女人腎虛也會影響性生活？」

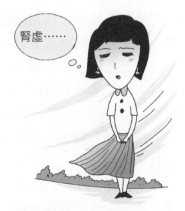

腰膝痠軟、頭暈耳鳴、夜尿頻多、體力不濟、記憶力下降、月經不調、心煩氣躁等都是女性腎虛綜合症的信號。

　　大家知道「腎藏精」，這個「精」並不是男人「精液」的「精」，而是我們的生命之本。何謂生命之本？本乃根本，就是說腎是我們生命的根，是我們孕育下一代的基礎，女人的生殖系統就是在腎精的呵護下逐漸發育成熟的。樹木沒有根會枯萎，女人的「根」出現了問題，腎精不足，就會出現一連串的連鎖反應，導致女人性功能、月經等出現問題，嚴重的還會影響生育能力。人們往往把「腎虛」狹義理解為性功能下降，但實際上腎虛是一個廣泛的概念，包括泌尿系統、生殖系統、內分泌代謝系統、神經系統等諸多系統的相關疾病表現出的綜合症。腰膝痠軟、頭暈耳鳴、夜尿頻多、體力不濟、記憶力下降、月經不調、心煩氣躁等都是女性腎虛綜合症的信號。

　　要正確認識腎虛，很多人談虛色變，其實腎虛並不是一種具體的病，更多時候是接近於亞健康狀態。哪些因素會讓女性腎虛呢？衰老是引發腎虛最不可抗拒的因素。其次，房事過度、流產次數多，因過量消耗體內陽氣成為女性腎虛的重要原因。同時，熬夜、減肥、吸菸等生活方式

足三里穴——

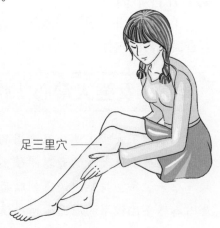

也是導致女性腎虛的間接因素。許多人一直認為腎虛是男性的「專利」，其實，女人受生理、病理因素影響也容易發生腎虛，且女人腎虛的比例相當高，並不低於男人。在現代社會中，多數女人快節奏地工作和生活，長期精神緊張、超負荷工作，在不知不覺中將人體代謝平衡打破，出現精力透支的狀況，腎虛也就隨之而來。

那麼，怎樣調理才能避免腎虛的發生呢？

建議每天洗腳後按摩相關的穴位，比如足三里等。如果你覺得太麻煩，記不住那麼多的穴位，那我告訴你個小竅門，買一把刷子。現在商場裡有賣專門刷腳的刷子，這種刷子有什麼好處呢？它一面是刷子，另一面是浮石，可以把腳上厚厚的角質層清除掉，如果你覺得每天去角質太麻煩，可以一週清除一次。如果你買不到這樣的刷子，我建議你可以買一把毛比較軟的普通刷子代替。另外，腎主二陰，只要有時間，你可以每天都做提肛運動，這個運動不僅可以保護你的腎氣，對女人還能緊縮陰道，使性生活更加和諧！

六味地黃丸，女性的「腎寶」

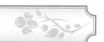

愛美是女人一生的追求，人人都想擁有「天使臉蛋，魔鬼身材」。

小王今年剛剛二十出頭，由於工作壓力大常常面臨熬夜加班的情況，最近早上醒來一照鏡子，驚詫不已，這是不是自己啊？成了名副其實的「熊貓眼」，而且臉色暗淡無光，自己這是怎麼了？李女士今年三十，事業剛有起色，家庭也很穩定，在外人看來，她是事業愛情雙豐收，但最近她卻有了羞於啟齒的煩惱，月經經量少而稀，常常提早或延遲，平時白帶有些發臭，老公每次溫柔體貼地要與她纏綿都被她拒絕，因她對性事提不起興趣，這又是怎麼回事呢？

其實以上兩個實例都是身體發出的危險信號──腎虛，不要總以為腎虛只是男人的事，女人也會出現腎虛，並總是以身體的某些症狀表現出來，出現腎虛後的常見信號有：

第一：頭暈、耳鳴

你也許會認為頭暈、耳鳴是腦部問題。但你有沒有想過它可能是腎臟在呼救？腎開竅於耳，虛則耳鳴，主腦髓，腦髓不充則頭暈昏聵。所以頭暈、耳鳴是腎虛的信號之一。

第二：水腫

腎主水，通調一身水液。腎氣不足時，身體調節水分功能、代謝功能下降，因而出現水腫現象，尤以下肢、眼皮最盛。所以，人們往往說出現黑眼圈的人腎虧，這是有一定道理的，黑眼圈實際就是血液循環不暢出現的眼皮水腫。

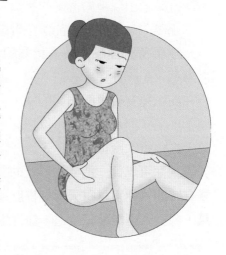

第三：月經不調，經色暗淡

腎陽虛弱，天癸不足，內分泌狀態紊亂，因此出現月經不調。腎氣虛弱，長期勞累，傷及腎陰。而腎藏精，精血同源，月經又以精血為基礎，所以當女性腎陰虧虛時則月經量少而色暗淡。

第四：性慾低下，宮寒不孕

女性生殖系統是在精氣的呵護下逐漸發育成熟的。若腎陽不足，會導致腎氣不化，卵巢功能低下，故性欲低下。腎陽不足的另一個表現就是宮寒不孕。陽氣不足，腎精不能化氣，子宮陰冷，陰陽不調，所以不孕。

出現腎虛狀況後，如何養腎補腎呢？女性各個年齡段都有補腎的側重差異。

❶20歲女人補腎要點：養肝明目，滋陰補腎。

❷30歲女人補腎要點：滋陰潤燥，調整月經。

❸40歲女人補腎要點：健脾固腎，強身健體。

實際用藥時中醫講求辨證論治，需要辨明陰陽虛實才可以對症投藥。六味地黃丸是女性愛護自己的一大補腎法寶，它既有補腎健脾之功，又有平肝之效。方中藥物三補三瀉，如熟地黃、山萸肉、山藥，補腎健脾為三補；茯苓、澤瀉、丹皮利水滲濕、平肝之火為三瀉，是一個補而不膩、補瀉平和、諸臟皆可兼顧的一個非常好的方子。還可辨證加減，如出現頭暈、耳鳴、潮熱、盜汗等症狀時可加知母、黃柏，此方變為知柏地黃丸；如出現夜晚口乾、渴欲飲水的症狀時可加上麥門冬、五味子，此方變為麥味地黃丸；如果出現頭暈目眩、視物昏花的現象時就加上枸杞、菊花，此方變為杞菊地黃丸。

以上幾個方劑都是治療腎陰虛的常用方劑，只是症狀不同時有所偏重而已。不少女性把六味地黃丸當做是青春美麗的救命藥，甚至成箱批發購買，這是很盲目的。**中醫補腎很有「講究」，弄清是腎陰虛還是腎陽虛很關鍵，所以要在醫生的指導下服用。**

「腎」出美麗，做個「腎」氣十足的俏佳人

以正確方法補腎，用傳統醫學獨特的體系進行辨證治療，讓月經不調、不孕不育、內分泌紊亂遠離身邊，你也可以做一個「腎」氣凌人的俏佳人。出現腎虛症狀時，可以針對性地做一些補救措施，下面為六種腎虛患者量身定做補救方。

腎虛一：久勞傷腎

一般女性在50歲左右出現圍停經期，而「腎虛」女性則早早表現出閉經、性欲低下、煩躁、焦慮、多疑等更年期症狀。中醫學認為虛證的本質就是衰老。久勞傷腎的「腎虛」之人衰老速度較快。

補救措施：注意多休息，還應該多運動。太極拳很有效，是此類腎虛患者的首選，太極拳是一種平緩的、夾帶著安逸平和的傳統運動

方，以腰部為樞紐，因為腎位於腰部，所以非常適合腎虛者鍛鍊。

腎虛二：美麗的殺手——黑眼圈

很多女人在清晨起床後照照鏡子，都會發現一個完全陌生的自己：眼瞼水腫，出現難看的黑眼圈，面色蒼白無光。千萬不可簡單地認為是由於沒有化妝，所以看起來不習慣！原因也許還是在於腎虛。腎主水，腎虛則水液代謝不利，導致水腫，而眼瞼是最容易被發現的部位。至於黑眼圈、面色蒼白無光則是由於腎虛導致了血液循環出現問題。

補救措施：改掉睡前飲水的習慣，晚上不是補水時間，因為腎虛時水液代謝不暢，容易水腫。晚上喝點蜂蜜和優酪乳，會讓你第二天臉色更好。常做強腎操：兩足平行，足距同肩寬，目光平視，兩臂自然下垂，兩掌貼於褲縫，手指自然張開，腳跟提起，連續呼吸9次不落地。

腎虛三：怕冷不是因為嬌氣

辦公室裡別人覺得合適的溫度你是否一直打哆嗦？平時你穿的衣服是否總是比別人多？進入冬天你是否會經常手腳冰涼？你是否一受涼就會拉肚子？有些人總會開玩笑地說：「女孩就是嬌氣啊！」其實女性的這些怕冷現象都是腎陽虛造成的，中醫學認為腎虛的每人往往有副交感神經偏亢進的現象，會導致心跳減慢、血壓下降，基礎體溫較低。

補救措施：可以在日常飲食中注意選擇羊肉、牛肉、韭菜、辣椒、蔥、薑、桂圓等溫補腎陽的食物，這些東西都是屬於腎陽虛女性的最愛。

腎虛四：最近有點煩

如果你心情容易煩躁，注意力難以集中，且常常失眠、做夢，有時有出現腰膝痠軟的症狀。此時你很有可能處在腎陰虛中，腎陰虛則

虛火內擾，讓人煩躁；晚上陰氣無法內收則導致失眠、多夢。再加上陰虛精虧導致骨骼失養，所以腎陰虛的人還常常感到腰膝痠軟。

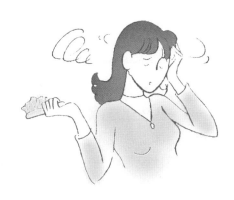

　　補救措施：巨大的工作壓力、緊張的情緒、房事過度或者食用大量溫燥食品之後都可能出現腎陰虛，所以日常生活一定要有節制。在飲食中多攝入鴨肉、甲魚、藕、蓮子、百合、枸杞、木耳、葡萄、桑葚等食物。

腎虛五：破壞「媽媽之夢」

　　由於腎的「不合作」，極有可能影響你的傳宗接代，造成不孕！腎藏精，主生殖發育，如果腎精不足，就會影響女性的生殖能力。如再不加以好好調養，你的寶貝計畫也許真要打個大問號。

　　補救措施：可以在醫生的指導下適當服用六味地黃丸。

腎虛六：發胖的罪魁禍首之一

　　在流行骨感美的今天，「肥胖」成了女人所厭惡的一個詞語，「我胖不胖啊？」這幾乎是每個女人面對穿衣鏡時都要反覆詰問自己的問題。一般認為肥胖是熱量過剩所造成的，卻很少有人會把體胖和腎虛聯繫到一起，但事實是，發胖的罪魁禍首之一就是腎虛。中醫學認為肥胖的基本原因是痰、濕、滯，更進一步說是由於氣虛。所以，腎氣虛的女性常有發胖趨勢。

　　補救措施：兩手掌搓熱後，分別放至腰部，至感到熱為止，早晚各數次，可以補納腎氣。

手腳冰涼，不是沒人疼而是腎虛

　　女性四肢冰涼，春夏表現不明顯，但在進入秋冬後，天氣漸轉涼，許多人雖穿足夠的衣服仍覺得四肢末梢時常很冰冷，尤其是晚上睡很久足部才會暖和，一般都認為是身體「虛」所致。

　　四肢冰涼是一種自覺症狀，並非具體的疾病。民間很多女性將其說成是沒人疼，一些醫生則將其看做是腎虛的表現。在多種慢性疾病的過程中，患者都可以出現四肢冰涼，通常也伴有該病的其他症狀，理化檢查支持該病的診斷。

　　但事實是，四肢冰涼並非都是由腎陽虛引起的，也可由於脾陽虛、心陽虛或陽虛血弱復感外寒所致。用藥重點在於辨證準確，否則易出現吃藥不討好，輕則無功而返，重則還會加重病情。因此，掌握各類證型的特點顯得格外重要。

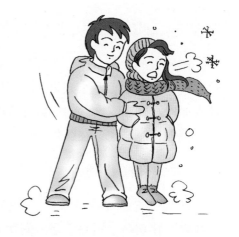

　　腎陽虛：表現為四肢冰涼，尤其以兩足為甚，可以並見怕冷、腰和小腿痠痛乏力、小便清長或夜尿頻多、頭暈目眩、精神委靡、面色黧黑、性欲減退、女性宮寒不孕，或尿少水腫、舌淡而胖。骨質疏鬆症、腎上腺皮質功能減退症、慢性腎炎、慢性腎衰竭等多出現此證。方選四逆湯合腎氣丸加減，淡附片（先煎）、乾薑、桂枝、熟地黃、山茱萸、炒山藥、淫羊藿、補骨脂各10克，茯苓12克。也可用中成藥如金匱腎氣丸或桂附地黃丸，每次8丸（濃縮丸），每日3次。

　　其他如脾陽虛，多見四肢發冷而兼有腹脹、食欲不振、大便稀爛且次數增多、口淡不渴、畏寒，方藥用理中丸加味；心陽虛則證見

四肢冰涼、怕冷、心慌氣短，心胸憋悶作痛、面色晦暗虛浮或下肢水腫，冠心病、慢性心功能不全、心源性哮喘等疾病，方選回陽救急湯加減；血虛感寒則證見四肢冰涼、怕冷，有明顯的腰、腿、足疼痛，方選當歸四逆湯加減。

滋陰暖宮，女人養腎的兩款膳食方

身在職場，穿衣打扮，但是否有這樣的感覺：早晨起來照鏡子，發現臉和眼睛都腫得厲害，眼睛跟熊貓眼似的，黑眼圈尤其明顯。這僅僅是熬夜熬的嗎？這是腎臟極度疲勞的徵兆。這裡為中年女性朋友推薦兩款滋陰暖宮膳食方。

❶女性滋陰膳食方——鮑汁花膠鵝掌

【材料】：火腿15克，豬肉30克，雞肉20克，鵝掌30克，芥菜、花膠（即魚肚）、鮑汁各適量。

【作法】：用豬肉、火腿、雞肉燉成高湯，去骨後加入鮑汁熬煮成香濃醇厚的濃汁；將鵝掌過水後瀝乾水分與用溫水泡發後的花膠（即魚肚）一起放入燉盅，倒入熬煮好的濃湯，放入鹽、米酒等調味品，用小火燉煮6小時左右，至湯汁收乾即可；將芥菜洗淨後過水用濃湯灼熟擺碟兩邊，製好的花膠和花菇保持完整擺放在芥菜中間，再用鮑汁茨淋上即可。

【功效】：從中醫角度，花膠有滋補食療作用，是取自魚鰾曬乾製成，口感既有韌性又滑爽，與鵝掌搭配起來相得益彰。鮑魚汁鮮香味濃，淋在花膠上，旁邊再配以兩棵碧綠脆嫩的芥菜，色香味躍然而出。

【提醒】：花膠的製作過程中，要用溫水泡夠時間。一定不能碰油，不然花膠會馬上散開。花膠為膠質極重之物，容易黏底，燉時宜用竹笪墊底，以防燒焦。

❷暖宮膳食方──玫瑰豉油雞

【材料】：母雞肉50克，玫瑰露酒50CC，生抽（醬油的一種）、黃酒、乾辣椒、香葉、泰國魚露、胡椒粉、薑、冰糖、豆豉、芹菜、洋蔥各適量。

【作法】：把乾辣椒、香葉、豆豉放在布袋裡，放入100CC的水中浸泡片刻後與芹菜、洋蔥塊、薑塊一起上籠蒸20分鐘；把蒸好的「布袋」、芹菜、洋蔥、薑塊取出。汁留鍋裡，加醬油、黃酒、魚露、冰糖、胡椒粉，燒開、冷卻後，加入玫瑰露酒成玫瑰豉油汁；雞洗淨後過水取出，去頸，將雞切成四大塊，放入玫瑰豉油汁，最好水能夠淹過雞塊，用小火煮1小時以上，期間將雞肉翻動兩次，使其均勻地蘸上調料，裝盤食用。

【功效】：肉嫩、皮脆、鮮香、味美，玫瑰豉油雞是廣式菜系中一道頗有特色的冷菜，具有補血益氣、滋陰養顏的功效。

【提醒】：雞種要選好，浸煮時不宜火大，以免將雞肉煮爛，另一祕方是將薑打成茸後，放入熟油裡浸泡，與玫瑰豉油雞同食，是絕妙搭配。

補腎健脾，女性提高孕力的四大寶貝

如果胎兒是一棵成長的幼苗，那麼，母親就是胎兒成長的「土壤」。繁育後代時都要具備四個條件：良種、沃土、雨露、陽光。這四個條件也對應著孕力的不同階段，中醫透過簡單易行的食療幫我們全面維護和提升孕力，保持整體孕力的充沛。

❶山藥

山藥是補腎的首選食品，在傳統補腎佳品「六味地黃丸」和醫聖張仲景的補虛名方「薯蕷丸」中，山藥佔據著「總裁」或「副總」的位置，補腎效果十分明顯。除了補腎之外，山藥對於肺和脾的補益

效果也很明顯。不僅孕前有用，孕後更可以用來養胎。每天食用50～200克即可。

❷核桃

中醫認為像什麼補什麼，核桃可以延緩腎精的消耗，從年輕時就持續吃核桃的人，到了老年，普遍頭髮、牙齒、眼睛的狀況都會比較好。同時，核桃的形狀類似大腦，所以孕前和孕中多吃核桃的話，生下的孩子更聰明好動。

❸枸杞

在大名鼎鼎的補益腎精名方「五子衍宗丸」中，枸杞是重要的成員之一。每天吃一把枸杞就夠了，不必泡水，像吃葡萄乾一樣嚼著吃就好。

❹「種子」食物

主要指各種豆類及禽類的蛋，它們和我們的卵子有著某些相似的物質，經常食用會增加我們體內產生腎精和卵子的物質儲備以及能力。烹製雞蛋時一定要「溏心」。在中醫眼中，雞蛋分紅殼、白殼，也分蛋清和蛋黃，這都是不一樣的。紅殼蛋偏於補血，白殼蛋偏於補氣，蛋清偏於補陽，蛋黃偏於滋陰。用蛋黃滋陰、補腎的時候，溏心蛋效果更好。

 溏心蛋作法（俗稱黃金蛋）

❶把醬油、味醂和水，一起放入鍋內以中火煮至沸騰後，放涼後備用。

❷煮一鍋熱水，水滾，加入一飯碗的水後，馬上把雞蛋放入。放入的同時便開始計時，五分鐘後，快速撈起置於冷水中使其降溫。

❸一邊剝蛋殼的時候，可以開著冷水持續降低蛋的溫度。

❹剝去蛋殼之後，輕輕擦拭蛋的表面去除多餘的水分，再放入事
先煮好且放涼的醬汁中浸泡，並於冰箱中冷藏。

❺大約一～二個晚上後，便可食用。

修正生活，糾正不良習慣讓你腎不虛

現代社會生活節奏加快，許多年輕女性不僅要面對前所未有的生
存壓力和競爭壓力，而且不健康的飲食習慣和生活方式等，都會造成
她們的情緒起伏較大，自身免疫力降低。慢慢地，一度以為是男人專
利的「腎虛」竟然也不請自來了。那麼，究竟是哪些不良的生活習慣
引起了女性腎虛呢？

第一：暴飲暴食多生冷

女性朋友要注意少吃高脂肪、高膽固醇的食物，飲食宜清淡，切
忌暴飲暴食和過度節食。腎虛患者最好不要吃生冷且太涼的食物，忌
菸、酒、蔥、蒜等，忌吃過鹹的食物。

第二：壓力過大太勞累

女性朋友平時應該加強自
己內心的修養，面對這個紛繁複
雜、生存壓力大增的社會，每天
生活在高度緊張、忙忙碌碌的生
活下，肯定對健康不利，所以養
成有規律的生活起居習慣，防止
過度勞累，保持一顆平常心，防
止情緒太過激烈的變化是必須
的。

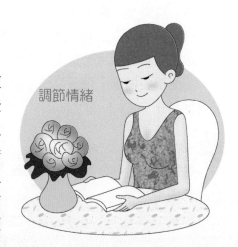

調節情緒

第三：盲目喝茶

　　茶葉種類很多，紅茶、綠茶、花茶、白茶……一般來講，體質健康的人，什麼茶都能喝，但什麼樣的茶都不宜多喝、猛喝。腎陰虛的女性，對苦清降火的茶葉要慎重！中醫學講，苦入心，化燥傷陰。而陰液是人體的至寶。「陰涸則死」也是中醫學的古典名言。所以，護陰液是養生的關鍵！腎陰虛患者更應慎喝苦味茶。

第四節
兒童補腎，健康打底就從此時開始

　　孩子小的時候往往都有尿床的毛病，這是怎麼回事？小孩總是不能集中注意力，是不是有了過動症，該如何調養？孩子七、八歲該換牙，是聽之任之，還是積極補腎養腎幫他們一把？本節內容不僅解釋上述疑惑，同時，告訴你關於兒童發育不良的解決辦法。

幼兒遺尿，養好腎，讓寶寶不再「畫地圖」

　　很多孩子有尿床的毛病，在孩子小的時候尿床，無需在意；但如果孩子大了還尿床，經常在床單上「畫地圖」，就要給予足夠的關注。因為這可能是孩子精血不足、腎氣虛弱引起的，需要透過補養肝、腎來進行治療。如果小男孩生殖器發育不完善也需要補養肝、腎。

　　中醫認為，腎是人體藏精的所在。腎精是維持人體生命活動所必須的物質。如果腎精不足，人就會動力不足，體質虛弱。腎主水，能夠調節人體的津液輸布和排泄。如果腎虛，則水液的調節就會出問題，孩子就會出現遺尿和多汗等症狀。而肝、腎同源，肝主藏血，精血互生，如果腎精不足，人就會肝血不足，表現為面色蒼白，容易疲勞。

　　而且腎主生長發育和生殖，如果孩子長期肝腎虧虛，就會嚴重影響生殖器的發育。長此以往，就可能造成孩子成年後生殖器畸形或過於短小，甚至造成不育，影響到孩子未來的健康和幸福。因此，父母想讓孩子的生殖器官發育正常，預防出現生殖問題，就要注意及時給

孩子補養肝腎。

❶要給孩子多吃魚

魚肉十分鮮美，而且便於消化，有補肝益腎的功效，孩子經常食用能夠增強體質，還有健腦功效。黃花魚、帶魚、鮪魚、旗魚都十分適宜孩子食用，但需要注意給孩子吃魚要小心，不要讓孩子被魚刺卡住。

❷注意多給孩子吃蔬菜

很多父母認為魚類、肉類、蛋類更有營養，常常鼓勵孩子多吃蛋白質食物，造成孩子的蔬菜攝入不足。其實胡蘿蔔、豇豆、菠菜等各種新鮮蔬菜富含多種營養，對於孩子調養肝腎十分有利。

❸適當補充豇豆

豇豆性平味甘，有健脾補腎的功效，《本草綱目》中稱「豇豆理中益氣，補腎健胃，和五臟，生精髓」。瘦肉則能夠健脾胃、益氣血，如果做一道豇豆瘦肉湯則能夠補血養腎。

最後還要提醒的是，幫助孩子養成良好的進食習慣，不要邊玩邊吃，吃飯要細嚼慢嚥。這樣能夠幫助腸胃更好地消化吸收，促進身體氣血的生成，便於補養肝腎。

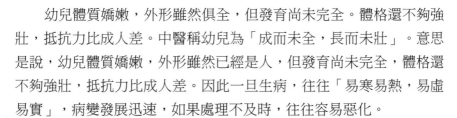

飲食不當，兒童腎傷的罪魁禍首

幼兒體質嬌嫩，外形雖然俱全，但發育尚未完全。體格還不夠強壯，抵抗力比成人差。中醫稱幼兒為「成而未全，長而未壯」。意思是說，幼兒體質嬌嫩，外形雖然已經是人，但發育尚未完全，體格還不夠強壯，抵抗力比成人差。因此一旦生病，往往「易寒易熱，易虛易實」，病變發展迅速，如果處理不及時，往往容易惡化。

況且，兒童的體質不容樂觀看待，不是弱不禁風的「豆芽型」，

就是肥得可愛的「胖墩」，究其原因不外乎兩大類：一是先天不足，二是後天失調。先天不足是由於父母體質較差，或嗜欲無度，菸酒無忌，或妄念鑽營，精血虧損，男的遺精滑泄，女的月經不調，多已耗本傷元，種胎之時，十有九虛，後代的體質怎麼會健壯呢？

除了先天的因素之外，後天飲食不當是重要原因。主要有以下幾類情況：

❶偏食──消化功能不健全

獨生子女，嬌生慣養，只吃這種，不吃那種，有只吃葷不吃素的，有只吃肉不吃魚的，有正餐不好好吃而零食不離口的。如此種種，一言難盡。這類兒童不但營養攝入成分會有偏差，而且消化功能也不會健全。

不吃
固體
食物

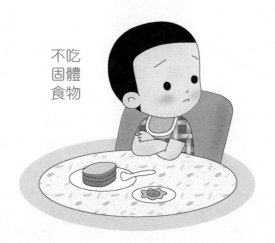

❷過食──養成病態

過食的後果至少有兩種，一種是餵成一個胖墩。胖與健康是兩個不同的概念。太胖是病態，多見於學齡兒童。另一種是食而不化，釀成疳積，多見於學齡前兒童，尤其是2～4歲之間的孩子，兩者都是父母好心辦了壞事。父母的觀念要糾正。

❸寒食──對生長發育不利

現在的中小學生吃起冰棒、霜淇淋，往往貪吃無忌，更堪憂慮的是「二八少女」亦不示弱。這裡，想告訴天下的女孩子們：嚴重的寒冷刺激對人體消化功能非常不利，對生長發育也將產生一定的不利影響。

針對以上問題，幼兒食養要結合補腎，儘管大多數孩子沒有明顯的腎虛問題出現，但幼兒正在生長發育時期，此時幫孩童打下健康基礎對其一生非常有益。這裡有一個前提，結合體質論補瀉，該補的補，該忌的忌，這樣才符合體質食療學的原則。比如，小兒發育遲緩，身材矮小，肌肉瘦削，怕冷，行動遲鈍，中醫稱此為「五遲」，需要用一些促進生長發育的食物，如韭菜、核桃仁、羊肉、雞肉、蝦米、泥鰍等。

兒童過動症，補腎健脾法治療

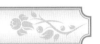

兒童過動症是兒童過動綜合症的簡稱。兒童過動綜合症即輕微腦功能障礙綜合症，是一種比較常見的兒童心理障礙綜合症。患兒智力正常或接近正常，活動過多（部分病例無活動過多的表現），注意力不集中，情緒不穩，衝動任性，並常伴有不同程度的學習困難，在家庭及學校均難與人相處。國外資料報告患病率為5%～10%。國內也認為學齡兒童發病者相當多，佔全體小學生1%～10%。男孩遠較女孩多。

為什麼會這樣呢？從中醫的角度來看，兒童過動症與中醫「腎」病變有關。腎為作強之官，主技巧和智慧。幼兒臟腑柔弱，氣血未足，腎氣未盛，本為生理常態，髓生不足，則可見到動作笨拙不靈、健忘、聽覺辨別能力差、遺尿等症。腎水肝木，乙癸同源，腎陰不足，水不涵木，肝陽自旺，肝火上炎，魂失安諡，則見煩躁易怒、衝動任性；腎水心火，上下相濟，若腎水虧乏則心火獨旺，動憂於心神

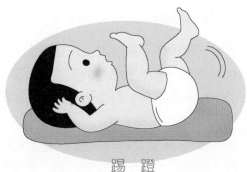

踢 蹬

可致心神不寧，注意力渙散；腎為先天，脾為後天，先天生後天，後天養先天，先天不足，後天失養則乏生生之源，必致脾虛意亂而見健忘、注意力渙散。

既如此，補腎健脾就成為治療過動症的有效方法，結合近來研究，這裡做一個診療的原則說明。

❶ 腎陰虛脾不健運型

證見：煩躁易怒，任性，常發生打鬧，好動，亂發脾氣，口渴喜冷飲，食欲不振，舌紅、苔少，脈細數。

治療：六味地黃湯合六君子湯為主加雞內金、枳殼、菖蒲、遠志、生龍骨、生牡蠣。

❷ 腎陽虛脾氣不足型

證見：思緒飄忽，上課或做作業時注意力不能集中，眠難多夢，精神易倦，成績下降，面色萎黃，四肢逆冷，食欲不振，脈濡弱，舌胖潤。

治療：腎氣丸合香砂六君子湯加菖蒲、生龍骨、生牡蠣、雞內金、枳殼。

養腎固齒，兒童換牙養腎正當時

牙齒是人體最重要的器官之一，也是人體健康的重要標誌。中醫學以為，「齒為骨之餘」，即齒與骨同出一源，故牙齒亦為腎中精氣所充。正如《雜病源流犀燭‧口齒唇舌病源流》中說：「齒者，腎之標，骨之本也。」葉天士在《溫熱論》中也明確指出：「齒為腎之餘，齦為胃之絡。」

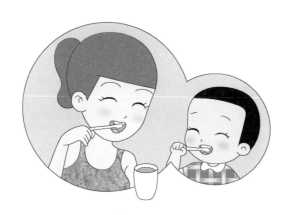

正由於牙齒與腎以及骨骼有著緊密的關係，所以應正視養腎。假如腎精不足，骨髓空虛，骨骼失養，在兒童可見發育遲緩，骨軟無力，泛起五遲、五軟。其中五遲便包括齒遲，即生牙過晚。

就兒童的身體發育來看，女孩子是七歲就開始「髮長齒更」，而男孩子要到八歲才出現這樣的現象。到八歲以後，男孩子的乳牙開始脫落，換成新牙。但是，有些腎氣比較弱的孩子，乳牙有時候就換不全，有些該掉的牙沒掉，這是腎氣或者腎的精血不足的表現。因此，這個時候適當補腎氣，有利於孩子固齒長身體。

所以，中醫以為護齒就要養腎精。先天稟賦充足，後天又加以養腎精，則齒白而固，不易脫落和生牙病。怎麼養呢？中藥裡歸腎經的一些藥物，如具有補腎壯陽作用的鹿茸、補骨脂、菟絲子、蛤蚧、冬

蟲夏草、杜仲、續斷等；有滋陰補腎作用的枸杞、石斛、黃精、墨旱蓮、女貞子、龜甲、鱉甲等，都可以根據個人的體質情況應用。還有一些食品也具有補益腎精作用，如黑芝麻、桑葚、瘦豬肉、山藥、花生等。

此外，三餐飯後，上下叩齒36次，亦能固腎健脾，匡助消化。另外，小便時要教給孩子咬前牙，大便時咬後牙，均閉口勿言，也是養腎固齒的方法。

第八章

腎性疾病，補養調治
雙管齊下

. . . .

　　腎病也是日常生活中的一種常見病，所有的腎臟疾病都被稱為腎病，腎病多發於男性人群。該病在發病初期並沒有明顯的症狀，所以患者都很難察覺到，但是腎病的發生會給人們帶來一些預警信號。比如，渾身無力、厭食嘔吐、尿液有泡沫、排尿異常、水腫等等。該怎麼辦呢？這裡就常見病的中醫療法做一個介紹。

第一節
常見腎病的中醫療法

　　腎炎、腎結石、腎囊腫、腎結核、尿毒症、腎積水、腎病綜合症……這些「腎」病該如何調治？中醫認為，在辨證論治的原則下，因病施救，用補，是中醫調治腎病的不二之法。

腎炎
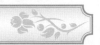

　　中醫學認為急性腎炎是由風邪、濕熱、瘡毒內侵所致，可影響肺、脾、腎三經的氣化功能，故急性期以驅邪為主，治以清熱利濕。下面就介紹中醫辨證認識治療**急性腎炎**的策略。

第一：風水氾濫型

　　先有外感風寒，故惡寒惡風，發熱無汗，全身痠痛，咳嗽哮喘，面部水腫，小便不利，口淡不渴，脈象浮緊，舌苔薄白。治宜疏風散寒，宣肺利水。方用麻桂五皮飲加減。水腫消失後應更方。

第二：濕熱內盛型

　　乳蛾化膿潰爛或瘡瘍腫痛，發熱或無熱，口苦痰黏，口乾喜飲，腹脹納少，或有便祕，小便短赤，面部及四肢水腫，脈弦滑數，舌苔黃膩，舌質紅，亦可兼有血尿。治宜清熱解毒，滲利水濕。方用五味消毒飲合五皮飲加減。有血尿者，加大薊、小薊、牡丹皮、白茅根、生地。

第三：陰虛濕熱型

水腫消褪，面紅煩熱，口乾喜飲，口黏口苦，手足心熱，腰痠乏力，大便乾結，尿黃灼熱，或有尿血，脈象細數，舌質紅，舌根部微見黃膩苔。治宜滋養腎陰，清利濕熱。方用知母黃柏湯加減。如乏力顯著伴有氣虛者，加太子參、生黃耆。咽部充血，經常有咽痛發作者，加金銀花。

慢性腎炎主要表現為長期水腫，血壓較高，合併貧血，尿中有蛋白、管型等。中醫辨證論治主要分以下幾型：

第一：水濕浸漬型

水腫明顯，面色蒼白，神倦，怕冷，腰痠伴胸悶、腹脹，小便不利，脈沉弦，苔薄舌胖等。有大量蛋白尿，血漿蛋白低。膽固醇升高，符合慢性腎炎腎病型。治宜宣肺健脾行水。方用麻黃桑白湯加減。

第二：脾腎虧虛型

水腫較輕，尿量不少，神疲乏力，頭暈耳鳴，腰痠腰痛，進食減少，腹瀉，舌淡苔薄，脈沉細，有大量蛋白尿，血漿蛋白低下。治宜溫腎利水，益氣健脾。方用紫蘇黃耆湯加減。

第三：上盛下虛型

頭暈頭痛，耳鳴目眩，水腫不著，腰痠，苔薄黃或薄白，脈細弦或弦數，血壓高持續。尿蛋白不多，有少量紅血球，符合慢性腎炎高血壓型。治宜滋陰潛陽。方用黃精玄參湯加減。

（按摩療法）

【按摩選穴】

經穴：合谷、神門、內關、腎俞、命門、陽關、腰眼等。

足部反射區：腎區、輸尿管區、膀胱區、肺區、脾區、大腦區、垂體區、腹腔神經叢、上身淋巴結區、下身淋巴結區、血壓區等。

全息穴：腎穴、下腹穴、生殖穴等。

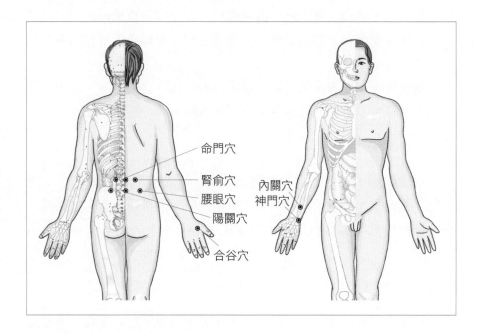

命門穴
腎俞穴
腰眼穴
陽關穴
合谷穴
內關穴
神門穴

【按摩方法】

推按腎區、輸尿管區、膀胱區、肺區、腹腔神經叢區、下身淋巴結區、血壓區各100～300次；點按腎俞、命門、陽關、腰眼穴各300次；掐按腎穴、下腹穴、生殖穴各300次；其餘各穴按揉30～50次。每天按摩1次，長期運用，不要間斷。

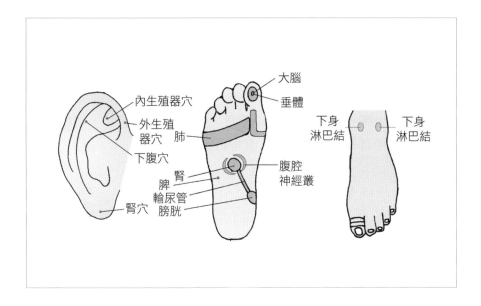

（膳食療法）

民以食為天，事實上，飲食不僅是填飽肚子的食物，還是人們可口的美味佳餚，如何才能更好地利用這些美食呢？一方面要吃，另一方面還可以產生防病治病的目的，下面為你推薦幾道菜。

鯉魚紅豆飲

大鯉魚1尾，紅豆60克，煮食飲汁，一頓服盡。注意不宜加鹽。本方適用於急、慢性腎炎水腫明顯且小便赤澀的患者。

胡椒雞蛋

白胡椒7粒，鮮雞蛋1個。先將雞蛋鑽1小孔，然後把白胡椒裝入雞蛋內，用麵粉封孔，外以濕紙包裹，放入蒸籠內蒸熟，服時剝去蛋殼，將雞蛋與胡椒一起吃下。成人每日2個，兒童每日1個。

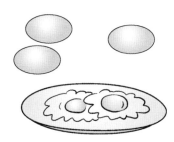

10日是為1個療程，休息3日後，再服第2個療程。適用於慢性腎炎脾腎兩虛、精血虧虛型。

二蛟湯

紅豆120克，商陸9克，為1日量，加水，煮湯飲之，連服3～5日。適用於急性腎炎風熱鬱肺、濕毒蘊結型。

魚腥車前草湯

魚腥草60克，車前草60克，加水煎湯服。適用於腎炎水腫明顯兼舌苔黃膩者。

紅豆桑白皮湯

紅豆60克，桑白皮15克，加水煎煮，去桑白皮，飲湯食豆。對慢性腎炎體表略有水腫，尿檢又常有少許膿細胞者，用作輔助治療，甚為適宜。

茅根煮紅豆

白茅根250克，紅豆120克，加水煮至水乾，除去茅根，將豆分數次嚼食，急慢性腎炎各型均可服食。

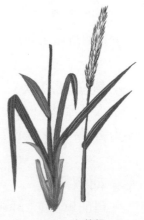

白茅根

冬瓜鯉魚羹

鯉魚500克，冬瓜（切塊）200克，一同煮熟，服用前放蔥白（小段）10克，食鹽少許。適合於慢性腎炎患者服食。

熟地山藥蜜

熟地60克，懷山藥60克，蜂蜜500CC。熟地黃、懷山藥快速洗淨，倒入瓦罐內，加冷水3大碗，小火約煎40分鐘，濾出頭汁半碗。

再加冷水1大碗，煎30分鐘，至藥液半碗時，濾出，棄渣。將頭汁、二汁、蜂蜜調勻，倒入瓷盆內加蓋，不讓水蒸氣進入。用旺火隔水蒸2小時，離火，冷卻，裝瓶，蓋緊，每日2次，每次1匙，飯後溫開水送服。本方對於慢性腎炎病久體弱者有調養作用。

腎結石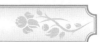

　　腎結石、輸尿管結石和膀胱結石統屬中醫「石淋」範疇。腎結石以下焦濕熱為根本病機，或夾血瘀；濕為陰邪，久則損傷脾腎陽氣，或熱灼陰傷而表現出氣虛或陰虛的臨床症狀。故治療當按不同的臨床表現和不同的階段進行。病之早期多屬實證，治療應以實則治標為原則，以清熱利濕、通淋排石、活血化瘀為法；病之後期則屬虛實夾雜之證，治療應以標本兼治為原則，在利濕清熱通淋的同時，或補脾益腎，或滋陰清熱以共奏其功。對於直徑小於8公釐的結石可行中醫辨證治療。

　　第一：下焦濕熱型。證見腰部脹痛，牽引少腹，涉及外陰，尿中時常夾沙石，小便短數，灼熱刺痛，色黃赤或血尿，或有寒熱、口苦、嘔惡、汗出，舌紅，苔黃膩，脈弦數。治宜清熱利濕，通淋排石，方用石韋散加減。

　　第二：濕熱夾瘀型。證見腰痠脹痛或刺痛，小腹脹滿隱痛，痛處固定，小便淋漓不暢，尿色深紅時夾沙或挾有瘀塊，舌質紫暗或有瘀點，苔黃，脈弦澀。治宜清熱利濕，活血通淋。方用石韋散合失笑散加減。若腰腹脹痛明顯者加青皮、陳皮、厚朴、烏藥等以行氣除脹止痛；若結石錮結久不移動而體質較強者可加山甲、皂角刺、浮海石、桃仁等以通關散結排石。

　　第三：氣虛濕熱型。證見腰脊痠痛，神疲乏力，小便艱澀，時有中斷或夾沙石，脘腹脹悶，納呆或便溏，舌淡紅，苔白膩，脈細弱。治宜健脾補腎，利濕通淋。方用四君子湯合石韋散加減。

　　第四：陰虛濕熱型。證見腰痠耳鳴，頭暈目眩，面色潮紅，五心

煩熱，口乾，小便艱澀，尿中時夾沙石，舌紅少苔，脈細數。治宜滋陰降火，通淋排石。方用六味地黃湯合石韋散加減。

（膳食療法）

腎結石也能被輕鬆吃掉。這是不可思議的，當然，這些飲食也並非是「結石靈」，而要對症服用，根據自身情況進行選用。

桃仁冰糖糊

取胡桃仁200克，香油200克，冰糖200克。用麻油將胡桃仁炸酥，研細末，與冰糖調成乳狀。每日1劑，分3次服。本方通淋排石。主治腎結石，屬實證型，尿中時夾砂石，小便艱澀，少腹拘急，尿中帶血，有時腰部絞痛者。

紅糖樹末煎

用柳樹蟲蛀末250克，紅糖120克。前味水煎，沖紅糖水飲服，隔日1劑。本方利尿排石。主治：腎結石，屬實證型，排尿時突然中斷，尿道窘迫疼痛，少腹拘急，腰腹絞痛難忍，尿中帶血，舌紅，苔薄黃，脈弦。

威靈金錢草

用威靈仙、金錢草各60克。上2味共煎，每日1劑，日服2次，連服5日。本方主治腎結石。

蜂蜜二汁飲

取空心菜200克，荸薺200克，蜂蜜適量。將空心菜和荸薺洗淨後搗爛取汁，調入適量的蜂蜜後服用。每日2次。本方通淋排石。主治：腎結石，屬虛實夾雜型，病久砂石不去，腰腹隱隱作痛，腰膝痠軟。

🍶 蜜炙蘿蔔

取蘿蔔1個。將蘿蔔切成一指厚5片,用蜂蜜醃4小時後焙乾,反覆2次,不可焦。以淡鹽水送服。本方利尿排石。主治:腎結石,屬虛實夾雜型,病久砂石不去,小便隱隱作痛,腰腹不舒,胃脘痞脹。

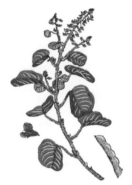

🍶 錢草蜜汁飲

用金錢草80克,蜂蜜50克。上2味煎服,每日1次。本方利尿排石。主治:腎結石,屬實證型,尿中夾砂石,小便艱澀,尿道窘迫疼痛,少腹拘急疼痛。

金錢草

腎囊腫

腎囊腫是腎病中最常見的一種疾病,可發生於任何年齡階段,但大部分患者見於50歲以上中老年人,被認為是衰老的表現。腎囊腫常偶然被發現,很多患者係體檢查出,大多數腎囊腫不會引起任何症狀。如果引起腰部脹痛或尿頻、尿急、尿痛、尿血等泌尿系統感染時,一般囊腫均較大,直徑在5公分以上。

治療腎囊腫不可一概而論,需因人因病情而異。因腎囊腫發展緩慢,在無症狀時不損害腎臟,對健康基本沒有危害,且患者發現時一般年齡較大,因此對於無症狀的患者,即使囊腫較大也可不加以治療,而採取定期超音波檢查腎臟;如患者腰部疼痛、排尿異常係由於腎囊腫引起,且檢查腎囊腫直徑在5公分以上,可採用手術治療。治療腎囊腫的傳統手術方法有兩種:外科手術和細針穿刺。外科手術雖然復發率低,但對患者損傷大,腰部遺留較長的手術瘢痕;細針穿刺係在超音波指引下用長穿刺針從皮膚刺入囊腫,吸出囊液,雖然避免了開刀之苦,但穿刺後容易復發。隨著外科手術技術的不斷發展,運用腹腔鏡技術克服了上述兩種方法的缺點:這種手術方法是將患者腰

部打三個小洞，置入細長手術器械和小型攝影頭，醫者在患者體外透過觀看顯示幕進行操作，切除囊腫，吸盡囊液，手術後第二天即可下床活動，七天後就可恢復正常。

　　雖然外科手術已經越來越先進，減輕了患者的苦痛，但是不管是囊腫切除手術還是囊腫穿刺抽液手術，經手術治療的腎囊腫患者還是有病情復發的問題，這主要與患者體質和囊腫形成因素有關。因此，腎囊腫的治療，除了需要就囊腫大小和臨床症狀辨證施治外，還需找到合適的治療方法進行根治，以防止囊腫再次擴大，導致舊病復發。

飲食注意

　　腎病的發生與人們的日常生活密切相關。不良的飲食習慣可造成各種腎病發生，囊腫性腎病的發生就是其中之一。

　　❶飲食偏嗜，如多食生冷寒涼，則易傷脾胃陽氣，多食辛溫燥熱則可使胃腸積熱，再有五味偏嗜，久之則易傷內臟。

　　❷飲食不潔，輕者易致腸胃疾病，重者發生中毒甚至可能危及生命。

　　❸飲食不節，如過饑則營養不足；過飽則易傷及脾胃的消化、吸收功能，並且發生氣血流通障礙；過食肥甘厚味則易化生內熱。

　　上述幾種飲食習慣對於機體的不良影響是顯而易見的。它們也直接或間接地影響著囊腫性疾病的變化發展。而對於腎囊腫患者來說，應忌食下列食物：過鹹類食物，特別是醃製類；被污染的食物如不衛生的食物、腐爛變質的食物、剩飯剩菜等；辛辣刺激類：如辣椒、酒

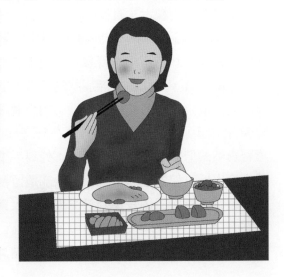

類、吸菸（包括二手吸菸）、海魚、蝦、巧克力、咖啡、蟹等「發物」；燒烤類食物。除此之外，還應限制豆類及豆製品的攝入量，特別是腎功能不全患者更需注意；限制動物類高蛋白、高脂肪以及油膩類食品，即上述之肥甘厚味。

腎結核

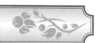

　　腎結核是由結核桿菌感染人體後，從肺部或其他部位的結核病灶經血行播散到腎臟，逐漸破壞腎實質，引起的腎臟皮質和髓質病變，且可累及輸尿管、膀胱及尿道，甚至生殖系統（前列腺、精囊、輸精管、附睪及骨盆腔等其他組織），係破壞與修復同時發生的一種慢性疾病。主要症狀有低熱、乏力、腰痛、尿頻、尿急、尿痛、血尿等。腎結核屬於中醫的「腎癆」、「虛癆」、「內傷發熱」、「血淋」、「腰痛」等範疇。

　　本病病位在腎，與肺、脾、肝、腎、膀胱等臟腑有關。比如說，腎為肺之子，則出現肺腎同病，氣陰虧損；腎與膀胱相為表裡，故見尿頻、尿急、尿痛等膀胱濕熱症候；乙癸同源，日久肝腎陰虧，陰虛火旺；至後期還可導致脾腎陽虛、氣滯血瘀等。

　　❶肺腎陰虛型。證見咳嗽，咳聲短促，少痰或痰中帶血鮮紅，尿血，尿痛，腰痛，口乾咽燥，手足心熱，盜汗，舌紅，苔少，脈細數。治宜滋潤肺腎，養陰止血。方用百合固金丸合青蒿鱉甲湯加減。咯血、尿血甚者加白芨、小薊草，以止血尿；小便澀痛者加瞿麥，以清利下焦濕熱。

　　❷濕熱下注型。證見小便短少數頻，尿急，灼熱刺痛，血尿或膿尿，少腹拘急脹痛，腰脹而痛，苔黃膩，脈濡數或滑數。治宜清利膀胱，化濕解毒。方用八正散合導赤散加味。腰痛甚加牛膝、桑寄生，以補腎壯腰；尿血者加大薊草、小薊草、茜草炭，以止尿血。

　　❸肝腎陰虛型。證見眩暈目澀，視物模糊，午後潮熱，顴紅，五心煩熱，盜汗，小便短赤帶血，形體消瘦，腰膝痠痛，四肢麻木，

耳鳴，女子月經不調，男子夢遺失精，舌紅苔少或苔黃，脈細數。治宜補益肝腎，滋陰降火。方用一貫煎合大補陰丸加減。眩暈甚者加天麻，以平肝；目糊者加菊花、青葙子，以清肝明目；耳鳴者加石菖蒲、靈磁石，以補腎開耳竅；小便帶血者加大薊草、小薊草，以清熱止血。

❹**脾腎陽虛型。**證見尿少、尿閉或小便失禁，腰痠或脹痛，食後腹脹，噁心、嘔吐，納少便溏，神疲乏力，四肢沉重不溫，或口中尿臭，面色萎黃，舌淡苔白，脈細弱無力。治宜健脾益氣，溫腎瀉濁。方用補中益氣湯合濟生腎氣丸加減。小便失禁者加金櫻子、桑葚子，以補腎固澀；噁心嘔吐、口中尿臭者加黃連、吳茱萸，以辛開苦降；納少者加雞內金、神曲，以消食；便溏者加薏仁、白扁豆，以健脾止瀉。

❺**氣滯血瘀型。**證見腰背刺痛或痠痛，夜間加重，尿少而頻，尿痛，尿血，口唇舌黯或有瘀斑，脈沉緊甚則澀滯。治宜活血化瘀，行氣通脈。方用沉香散合抵當丸加減。腰背刺痛或痠痛者加杜仲、牛膝、桑寄生，以補腎壯腰；尿血者加三七粉，以止尿血。

[**膳食療法**]

良藥苦口利於病，但事實上飲食也是一種藥物，「吃掉」腎結核，可以透過酒、茶、湯等來實現。

🥄 馬齒莧酒

鮮馬齒莧1500克，黃酒1250CC。鮮馬齒莧洗淨搗爛，放入黃酒浸3～4天，紗布濾取汁，貯於瓷瓶，每天飯前飲15～20CC。對腎結核有顯著的治療效果。

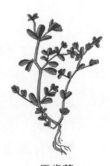

馬齒莧

🥄 可連枝茶

綠茶1克，十大功勞葉10克。十大功勞葉（可

連枝）乾品用冷開水快速洗淨，加茶葉，用沸水沖泡大半杯，加蓋，悶10分鐘即成。飲之將盡，略留餘汁，再泡再飲，直至沖淡棄渣，主治腎結核。

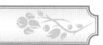 蟲草老鴨湯

冬蟲夏草20克，老公鴨1隻，蔥20克，薑15克，料理米酒20CC，鹽3克。將蟲草放入酒中浸泡；鴨宰殺後去毛及內臟，洗淨；蔥切段，薑拍鬆。將紹興酒、鹽抹在鴨身上，蟲草、蔥、薑放入鴨腹內，加水2500CC。將鍋置大火上燒沸，再用小火燉熬90分鐘即成。每日1次，佐餐食用。補肺腎，治療結核。

紅棗糯米粥

羊肉100克，糯米100克，紅棗7枚，生薑3片。將羊肉切碎，與糯米、紅棗一起燉煮，加薑末調味，主治盜汗、自汗。

桂圓紅棗湯

浮小麥50克，桂圓肉7枚，紅棗7枚，生薑2片。水煎湯，吃桂圓，飲湯，每天1劑，斂虛汗，治自汗。

尿毒症

尿毒症是一種可怕的疾病，得了這種疾病的人，由於不能正常小便，簡單地說，當腎臟幾乎完全喪失它原有的功能時，會以各種不適的症狀表現出來，如嚴重的噁心、嘔吐、氣喘如牛、心悸、極度的倦怠等，這就是尿毒症。許多腎病患者談「尿毒症」如談「蛇蠍」。那麼，尿毒症究竟有多毒？具體分析，對人體會造成以下影響。

尿毒症對人體的影響

神經系統紊亂	在尿毒症早期，往往會造成患者頭昏、頭痛、乏力、理解力及記憶力減退等症狀。隨著病情的加重可出現煩躁不安、肌肉顫動、抽搐；最後可發展到表情淡漠、嗜睡和昏迷。
心血管系統異常	由於尿素（可能還有尿酸）的刺激作用，還可發生無菌性心包炎，患者有心前區疼痛，嚴重時心包腔中有纖維素及血性滲出物出現。
消化系統的異常	尿毒症患者消化系統的最早症狀是食慾不振或消化不良；病情加重時可出現厭食、噁心、嘔吐或腹瀉。這些症狀的發生可能與腸道內細菌的尿素酶將尿素分解為氨，氨刺激胃腸道黏膜引起的炎症和多發性表淺性小潰瘍等有關。患者常併發胃腸道出血。此外，噁心、嘔吐也與中樞神經系統的功能障礙有關。
皮膚的異常	尿毒症可導致皮膚瘙癢，嚴重者還可在皮膚上生成黑色素，在皮膚曝露部位，輕微挫傷即可引起皮膚瘀斑。
代謝的異常	尿毒症患者主要由於肝臟合成三酸甘油所需的脂蛋白（前β-脂蛋白）增多，故三酸甘油的生成增加；同時還可能因脂蛋白脂肪酶活性降低而引起三酸甘油的清除率降低，進而導致高血脂症的發生。

膳食療法

食療方一：麥澱粉150克。將麥澱粉加水調糊，小火煎烙成薄餅，每日早晚作點心食用。

食療方二：紅棗5枚，羊脛骨1～2根，糯米150克。將羊脛骨剁碎，加紅棗（去核）、糯米及水兩碗半煮粥，調味食之，分2～3次食完。

食療方三：豬肝50克，菠菜150克。將豬肝洗淨切片，加入菠菜、適量水、鹽調味，煮湯食用。

食療方四：雞蛋2個，馬鈴薯500克。將馬鈴薯洗淨去皮切絲，加水適量煮，待熟爛時打入雞蛋，稍煮片刻即成，每日分6～8次服食。

食療方五：鯉魚1尾（約500克），冬瓜500克。取活鯉魚開膛去鱗洗淨，冬瓜去皮切塊，加水煮湯，喝湯並吃魚肉，每週2次。

食療方六：綠豆100克，西瓜皮適量。將綠豆洗淨，加水1500CC煮湯，至湯色碧綠純清後，去綠豆，然後將洗淨切塊的西瓜皮放入再煮，煮沸後即離火，待溫熱時飲湯。

穴位敷貼法

此方法的優點是不經消化道吸收，不發生胃腸道反應，可以達到溫腎、活絡、利尿、清濁之功效。

具體作法：將生大黃、丹參、益母草、薏仁、川芎、甘遂加工成粗末混勻，用香油浸泡放置砂鍋裡熬至膏狀，貼於腎俞及關元穴位，使藥物透過皮膚滲入並刺激穴位，每日1次，15日為1個療程。

藥浴治療法

藥浴法是借助藥浴水的溫熱效應，將藥物成分直接作用於體表。由於體表皮膚溫度升高，皮膚微血管擴張，促使血液和淋巴液的循環，使毒物隨汗液排泄量增多，故可使已經受損傷的腎臟有機會自行恢復，尿量增多，水腫消褪，提高機體的免疫力。

藥浴療法常用的藥物有麻黃、桂枝、羌活、丹參、紅花、川芎、防風、細辛等，研究證實，麻黃能改善腎血流量，紅花能改善循環功能，從而產生利尿作用。由於體內水分大量排出，水腫消退，尿素氮、肌酐得以排出體外，不僅噁心、嘔吐症狀緩解，還能迅速改善高血鉀症狀帶來的危險，產生皮膚透析的作用。

腎積水

腎積水是由於尿路阻塞而引起的腎盂腎盞擴大伴有腎組織萎縮。因為腎內尿液積聚，壓力升高，使腎盂與腎盞擴大和腎實質萎縮。如滯留的尿液發生感染，則稱為感染性腎積水；當腎組織因感染而壞死

失去功能，腎盂充滿膿液，稱為腎積膿或膿腎。造成腎積水的最主要的病因是腎盂輸尿管交界處梗阻，而引起梗阻的原因主要有以下兩大方面，可謂是「先後有別」。

第一：先天性梗阻

❶**內在性輸尿管狹窄**：大多發生於腎盂輸尿管交界處，狹窄段通常為0.1～0.2公分，也可長達1～3公分，產生不完全的梗阻和繼發性扭曲。在電子顯微鏡下可見在梗阻段的肌細胞周圍及細胞中間有過度的膠原纖維，久之肌肉細胞被損害，形成以膠原纖維為主的無彈性的狹窄段阻礙了尿液的傳送而形成腎積水。

❷**節段性的無功能**：由於腎盂輸尿管交界處或上段輸尿管有節段性的肌肉缺損、發育不全或解剖結構紊亂，影響了此段輸尿管的正常蠕動，造成動力性梗阻。此種病變如發生於輸尿管膀胱入口處，則形成先天性巨輸尿管，後果為腎、輸尿管擴張與積水。

❸**輸尿管高位開口**：可以是先天性的，也可因腎盂周圍纖維化或膀胱輸尿管回流等引起無症狀腎盂擴張，導致腎盂輸尿管交界部位相對向上遷移，在術中不能發現狹窄。

另外，輸尿管扭曲、黏連、束帶或瓣膜櫬結構，異位血管壓迫，先天性輸尿管異位、囊腫、雙輸尿管等都可以造成腎積水。

第二：後天性梗阻

後天性梗阻的原因主要有以下五點：

❶炎症後或缺血性的疤痕導致局部固定。

❷膀胱輸尿管回流造成輸尿管扭曲，加之輸尿管周圍纖維化後最終形成腎盂輸尿管交界處或輸尿管的梗阻。

❸腎盂與輸尿管的腫瘤、息肉等新生物，可為原發也可能為轉移性。

❹異位腎臟，也就是俗稱的遊走腎。

❺結石和外傷及外傷後的瘢痕狹窄。

此外，病變造成的梗阻包括動脈、靜脈的病灶；女性生殖系統病變；骨盆腔的腫瘤、炎症；胃腸道病變；腹膜後病變，比如腹膜後纖維化、膿腫、出血、腫瘤等；下尿路病變，如前列腺增生、膀胱頸部攣縮、尿道狹窄、腫瘤、結石甚至包莖等，都會造成上尿道排空困難而形成腎積水。

針灸選穴療法

本法主要治療糖尿病性腎積水，症狀見早期有排尿功能障礙及少量殘餘尿；晚期則可有大量殘餘尿，並繼發尿路感染，甚至腎積水、尿毒症等。

【主穴】：分兩組，一組為氣海、列缺、照海、水道；另一組為會陰、中膂俞、委陽。

【配穴】：命門、腎俞、關元。

【針灸方法】：主穴每次選用一組，交替運用。腎陽虛患者可加配穴。其中，氣海穴及配穴用灸法，餘穴針刺。灸法為艾條灸，每穴以雀啄法灸15分鐘，以局部潮紅為準。採取緊按慢提結合撚轉之補法，腹背部穴要求向小腹或會陰部放射，而肢體針感，以出現感傳（中醫指針刺時感覺沿經絡而傳導）為宜。針灸結合，隔日1次，10次為1個療程。一般治療3個療程。

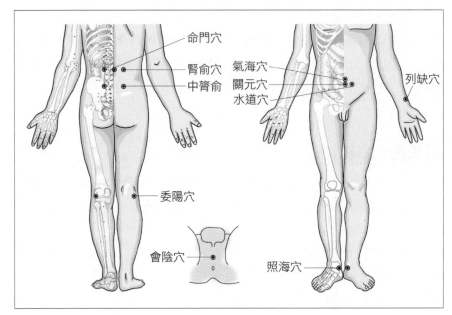

命門穴

腎俞穴

中膂俞

氣海穴

關元穴

水道穴

列缺穴

委陽穴

會陰穴

照海穴

中醫療方

方一：豬苓湯

【原料】豬苓15克，茯苓20克，澤瀉15克，阿膠6克（烊沖），滑石15克。

【用法】每日1劑，水煎服。

【主治】腎積水。本方養陰，清熱利水，使水去而熱解，陰復則煩除，諸症自癒。

方二：溫腎利水湯

【原料】制附子10克，桂枝10克，川續斷15克，淫羊藿15克，黃精15克，黨參10克，黃耆15克，枳實10克，牛膝15克，車前子20克，金錢草30克。

【用法】每日1劑，水煎服。

【主治】腎積水。本方可以振奮腎陽，增強腎之主水功能，使已聚之水得以溫化蒸騰或從小便而去，同時使水道通調，水化為精，而不再復聚為積水。

方三：排石飲1號

【原料】金錢草45克，王不留行20克，穿山甲15克，石韋24克，瞿麥24克，赤芍12克，枳殼9克，木香12克，延胡索6克，甘草6克。

【用法】水煎服。每劑500CC，每日1劑，分早晚服，口服10日為1個療程。

【主治】泌尿系統結石並腎積水。方中金錢草具有利水通淋排石，溶石，緩解輸尿管平滑肌痙攣和鬆弛輸尿管平滑肌的作用；石韋、瞿麥清熱利水通淋，增強輸尿管平滑肌蠕動，以助結石下行，赤芍活血化瘀、清熱涼血、祛瘀止痛。枳殼、木香、延胡索理氣止痛；王不留行、穿山甲有通經絡、利水道、排石、緩解痙攣作用；甘草等可調和諸藥並有利尿作用，以上諸藥清熱利尿、止痛排石，相得益彰。

 方四：軟堅脫化湯

【原料】金錢草40～100克，海金沙30～60克，雞內金20～40克，石韋15～25克，滑石20～30克，木通10～20克，冬葵子10～20克，車前子（包）10～30克，瞿麥15克，王不留行15克，穿山甲5～10克，蟬蛻10～15克，蛇蛻10～15克，代赭石20～30克，磁石15～20克，枳殼10～15克，牛膝15～20克。

【用法】每日1劑，水煎分2次服。

【主治】尿石症並腎積水。本方用金錢草、海金沙能滑利潤下，化石通淋；雞內金、穿山甲能消積解凝，軟堅散結；石韋、滑石能通淋開竅，降瀉心火，利小便水道；冬葵子、車前子、瞿麥能通調淋閉，利尿排石，並助膀胱氣化；路路通、王不留行能活血通絡，鬆解石塊；蟬蛻、蛇蛻能解痙脫困，妙在能使結石如娩而出；代赭石、磁石質重入腎，鎮靜降逆；枳殼能破沖氣上逆，有助軟堅脫化之功效；牛膝能祛腎經瘀血，促氣血流通，解除凝滯，並引諸藥直達下焦病所。

 方五：補腎益氣通淋湯

【原料】菟絲子10克，枸杞10克，山藥15克，黃耆30克，白朮10克，黨參15克，知母15

克，車前子15克（包煎），萹蓄20克，瞿麥15克，滑石15克，金錢草30克，海金沙15克，茯苓10克，澤瀉10克，芒硝6克（沖服），甘草10克，乾薑6克。

【用法】水煎服，每日1劑，早晚分服。

【主治】泌尿系統結石並腎積水。方中菟絲子、枸杞、山藥、黃耆、白朮、黨參補腎健脾益氣；知母、車前子、萹蓄、瞿麥、滑石、金錢草、海金沙、茯苓、澤瀉清熱利濕通淋；芒硝，《本經》謂「能化七十二種石」；甘草補益脾胃，調和諸藥。諸藥合用，補腎益氣，宣通清利。

腎病綜合症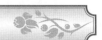

腎病綜合症是臨床上常見的一種慢性腎病，這種病病程較長，治療難度較大。很多患者由於擔心長時間服用西藥來治病會產生不良反應，所以中醫治療腎病綜合症成為現在人們的首選治療方法。下面就根據腎病綜合症的中醫病理，分別對五種類型的腎病綜合症介紹不同的中藥療法。

第一：肝腎陰虛型

其症狀主要表現為水腫不明顯，但常伴有頭暈頭痛，面色潮紅，神態興奮，手足心熱或有潮熱，腰痠腿軟，舌紅，舌體瘦長，少苔或剝苔，脈弦細數。治宜養陰滋腎，平肝潛陽。方藥可用知柏地黃丸加減。方劑用茯苓、生地黃、懷山藥、牡丹皮、澤瀉、女貞子、旱蓮草、丹參、鬱金、山萸肉、知母、黃柏各適量。

第二：脾虛濕困型

其症狀主要表現為面色蒼白，神疲肢冷，疲倦乏力，肢體水腫，尿少便溏，舌淡紅、苔白濁，脈沉緩或滑。治宜健脾益氣，利濕消

腫。方藥用四君子湯合五皮飲加減。方劑用黨參、北耆、茯苓、甘草、蟬蛻、蘇葉、粟米心、陳皮、大腹皮、生薑皮、桑白皮、桃仁各適量。

第三：水毒內閉型

主要症狀表現為全身水腫嚴重，尿少或尿閉，腹脹或腹痛，大便溏而量少，噁心嘔吐，神疲納呆，氣促胸悶，心悸痰鳴，舌質淡，體胖，苔白濁，脈細數。治宜溫陽利水，辟穢解毒。可用吳茱萸湯合附子理中湯加減。方劑用吳茱萸、竹茹、法半夏、熟附子、桂枝、牡丹皮、白芍、澤瀉、茯苓皮、桑白皮、枳殼、澤蘭各適量。

第四：脾腎陽虛型

其主要症狀為全身明顯水腫，以腰腹以下為甚，以指壓深陷難起，常伴有胸腔積液與腹水，形寒肢冷，精神不振，面色蒼白，舌淡旁邊有牙印、苔白，脈沉細無力。偏於脾虛者，大便多溏，神疲納呆；偏於腎陽虛者，多見腰痠肢冷，小便清長，夜尿多。治宜溫陽利水。可用真武湯加味。方劑用熟附子、茯苓、白芍、生薑、白朮、補骨脂、澤瀉、炙甘草、丹參、當歸、澤蘭各適量。

第五：氣滯血瘀型

主要表現為面色晦暗，唇色紫暗，皮膚乾燥無光澤，有瘀點瘀斑，水腫不明顯，舌質紫暗，苔少，脈澀或弦。治宜行氣活血祛瘀。可用桃紅四物湯加味。方劑用桃仁、紅花、當歸、生地、赤芍、川芎、丹皮、芫蔚子、青葙子、梔子、生石膏、桔梗、香附各適量。

（中醫療方）

腎病綜合症是臨床上的常見病，此病最大的特點就是容易復發，在感冒、感染等誘發因素的作用下病情會反覆發作，且復發的次數越多病情會越嚴重。長此以往患者就失去了治療的信心，而中醫對此病

研究出一些療方，的確為此病提供了健康的福音。

方一：大蒜60～90克，西瓜1個（1500～2000克）。先用尖刀在西瓜皮上挖一個三角形的洞，大蒜去皮納入西瓜內，再用挖出的西瓜皮塞住洞口，將洞口向上，用瓦碟蓋好，隔水蒸熟。將蒜和瓜趁熱服下。本方對治療腎病綜合症患者有較好的療效。

方二：苦參750克，白茅根500克，紅豆250克。先將紅豆加水少許，浸至出芽後，曬乾研為細末。苦參和茅根加水4碗，煎至1碗，過濾後仍如前加水再煎2次，將前後3次藥液混合，小火煎煮為半碗500CC，然後將苦參茅根濃縮液及紅豆末各做10份，每日混和服1份，服至水腫消失為止。

方三：胡蘿蔔葉500克，冬瓜皮200克。上2味水煎爛熟，加白糖適量，湯同藥一起食下，每日1次，須連用6～7日。

方四：玉米鬚30克，茶葉5克，白茅根30克。上3味用沸水沖泡，每日代茶飲。

方五：蠶豆殼20克，冬瓜皮50克，紅茶葉20克。上3味加水3碗煎至1碗，去渣飲用。

方六：西瓜瓤適量。西瓜瓤去子，以潔淨紗布取汁液，先用大火，後以小火煎煮西瓜汁成膏狀。關火待冷卻後，加白糖粉候汁膏吸乾，混勻、曬乾。再壓碎，裝瓶備用。每次15克，沸水沖服，每日3次。

方七：鮮茅根200克，白米、紅豆各200克。鮮茅根加水適量，加入白米、紅豆煮粥，每日服3～4次。

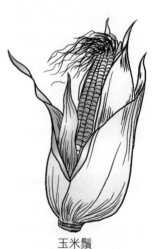

玉米鬚

兒童尿毒症

當前，兒童尿毒症的發病率逐年上升，它嚴重影響到了兒童的身心健康。而作為家長，為了使自己的孩子能夠健康、快樂地長大，在

日常生活中就應該注意各個細節，以防兒童尿毒症的發生。

在日常生活中一定要注意觀察孩子的變化，儘早地治療原發性腎臟疾病，減輕原發性腎臟疾病對腎功能的損害。這是因為有些疾病只要在早期正確地接受治療，便可以避免病情進展至尿毒症的，如慢性腎炎在早期尿蛋白時，如能及早發現，及時、有效地控制病情，阻斷炎性介質進一步損害腎臟，就完全可以保護好腎臟的固有細胞，使其正常工作，避免它發生表型的轉化，這樣就完全可以保障腎臟的正常「工作」狀態了。以下幾點為預防尿毒症發生的措施，具體的內容包括：

❶增強體質，防止疾病的發生。

❷積極預防和有效治療各種感染和感冒。

❸積極預防和有效治療急性腎炎。

❹積極治療可以導致慢性腎炎的原發性腎絲球疾病，以防止其演變成慢性腎炎。

❺中醫和中西醫結合治療是最佳方案，也是我國防治慢性腎炎的優勢和特色，所以慢性腎炎患兒應進行積極的中醫治療。

要定期檢查腎功能，已有腎功能損害的應該按照尿毒症的早期防治方案，在治療原發病的同時用中藥阻斷腎臟纖維化的進程，保護好腎功能。

總之，要想及時發現兒童尿毒症，並早期正確治療，就應該給兒童定期做體檢，定期檢查尿常規、腎功能或腎臟超音波檢查，特別是尿常規的檢查，幾乎所有的腎臟疾病都會在尿中有所表現。

兒童腎衰竭

當腎衰竭這個「病魔」降臨到孩子身上時，多少家庭陷入了絕望和痛苦的深淵。如果絕望是座大山，對生命的執著追求和勇敢就是一個利斧，堅定不放棄的治療終會砍倒絕望之山。

小兒腎衰竭的治療與護理要針對腎衰竭患兒的高血壓、水與電解

質紊亂、貧血、腎性骨營養不良等症狀進行處理。此外，還需要注意腎衰患兒的飲食。

第一：腎衰竭患兒高血壓的治療護理

對高血壓緊急情況可舌下含服硝苯地平或經靜脈注入二氮嗪即降壓嗪（5毫克／公斤，極量300毫克，在10秒鐘內注入）。嚴重高血壓併發血循環超負荷時可給呋塞米（2～4毫克／公斤，速度為4毫克／分）。腎功能不全時，需小心應用硝普鈉，因可有硫氰酸鹽積聚。

第二：水與電解質的處理

幼兒出現腎功能不全時，罕見需限制鈉的攝入量，因有大腦「渴中心」進行調節，發展到終末期腎衰竭時則需用透析。絕大多數小兒有腎功不全時用合適的飲食可維持正常的鈉平衡。有些患者因解剖異常發生腎功能不全時，由尿丟失大量鈉時，則需由飲食補充鈉；反之患者有高血壓、水腫或充血性心力衰竭時需限制鈉。高鉀血症可先試用控制飲食中鉀攝入加口服鹼性物或聚磺苯乙烯（降鉀樹脂）治療。小兒腎功能不全幾乎均有酸中毒，一般不需要處理，除非血清碳酸氫鹽低於20毫摩／升，則需用碳酸氫鈉加以矯正。

第三：小兒腎衰貧血的治療與護理

多數患者血紅蛋白穩定於60～90克／升，不需輸血。如血紅蛋白低於60克／升者，則小心輸入紅血球10CC／公斤，小量可減少血液循環超負荷的危險。

第四：腎性骨營養不良的治療與護理

當有高磷血症、低血鈣症、副甲狀腺內分泌指數上升及血清鹼性磷酸酶活性增高時，常併發腎性骨營養不良。一般當腎絲球過濾率低到正常的30%以下時，則血清磷濃度上升，血清鈣下降，繼發副甲狀腺功能亢進。高磷血症可用磷低的飲食控制，也可用碳酸氫鈣或抗酸

劑口服，以促進磷從腸道排出。小兒也需注意鋁中毒問題，需定期監測血清鋁濃度。嚴重腎功不全時可有維生素D缺乏，維生素D用於持續低血鈣、X光片顯示佝僂病及血清鹼性磷酸酶活性增高時。

第五：小兒腎衰的飲食調理

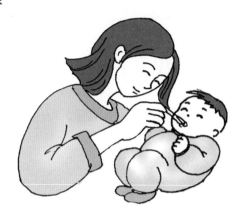

當小兒腎絲球過濾到不足正常的50%時，小兒生長速度下降。其主要原因有攝入熱量不足。如果不了解腎功能不全時，合適的熱量攝入是多少，應盡可能使熱量攝入相當或高於該患兒的年齡組。可用不受限制的醣類（碳水化合物）增加飲食中熱量的攝入，如糖、果醬、蜂蜜、葡萄糖聚合物以及脂肪類（如中鏈三酸甘油），但需患者能耐受。

當尿素氮高於30毫摩／升時患者可有噁心、嘔吐及厭食反應，這些可因限制蛋白質攝入而緩解。因小兒在腎衰時仍需要一定量的蛋白質用以生長，故應給予蛋白質1.5克／（公斤‧天），且含有多量必需胺基酸的高品質蛋白質如蛋、奶，其次為肉、魚、雞及家禽。牛奶含磷太高，不宜多用，需用葡萄糖、花生油一類食物以補充熱量。由於攝入不足或透析丟失，幼兒有腎功能不全時，可能有水溶性維生素缺乏，需常規補充。如有微量元素有鐵、鋅等缺乏時也需供應，脂溶性維生素如維生素A、維生素E、維生素K則不必補充。

兒童急性腎炎

兒童急性腎炎是出血性腎絲球腎炎的簡稱。臨床症狀主要是：全身水腫、少尿、血尿症狀，一般持續1～2週，經過治療，尿量增多，

水腫消褪，血壓逐漸下降。血尿和蛋白尿會持續一段時間，一般不超過半年。

中醫學認為，本病的產生，外因為感受風邪、水濕或瘡毒入侵；內因主要是肺、脾異常。

藥膳療法

二陳竹葉茶

陳皮、陳瓢各10克，鮮竹葉20片，白糖適量。煎煮數沸，加白糖，本藥茶功能利水消腫，適用於腎炎脾虛濕盛水腫。

乾玉米鬚湯

將乾玉米鬚60克加水500CC煎至250CC，一次服完，早晚各1次，鉀1克，每日3次。本藥膳功能利水，適用於腎炎水腫。

大蒜蒸西瓜

大蒜30～45克，西瓜1個（約1500克）。先在西瓜皮上挖一個洞，大蒜剝皮納入西瓜內，再用挖出的瓜皮塞住洞口，將洞口向上用小盤蓋好，隔水蒸熟。趁熱一日內分次吃完。本藥膳功能利水消腫，適用於小兒急性腎炎。

小白菜薏仁粥

小白菜500克，薏仁60克。薏仁煮稀粥，加洗淨切好的小白菜，菜熟，不可久煮。無鹽或低鹽食用，每日2次。本藥膳適用於急性腎炎水腫少尿者。

紅豆燉鯉魚

紅豆100克，鯉魚1尾（250～500克）。將鯉魚去內臟，洗淨，小火同燉1小時，食時不加鹽。每日1～2次。本藥膳利水消腫，適用於

腎炎水腫。

紅豆蒸烏骨雞

烏骨母雞1隻（重約1500克），紅豆300克，黃酒1匙，宰殺後、剖腹、洗淨、瀝乾、切小塊，紅豆洗淨，取大瓷盆一個，先倒入一半層雞塊，再倒入一半紅豆，再鋪上雞塊及紅豆，淋上黃酒。喜甜食者，雞塊上面加白糖，撒入小半匙食鹽。旺火隔水蒸3小時。當點心或佐膳食，每次一小碗，每日2次，本藥膳功能健脾補腎，利水消腫，適用於腎炎水腫輕症。

兒童腎病綜合症

小兒腎病綜合症是由一組或多種原因包括慢性腎炎引起的臨床症候群，臨床表現為大量蛋白尿（每日>3.5克1.73平方公尺體表面積），低白蛋白血症（血漿白蛋白<30克／升），高血脂症及水腫。主要表現為大量持久的蛋白尿、水腫、高血脂症等，有血容量不足者血尿素氮常有輕度升高，此乃因腎絲球濾過率降低而腎小管重吸收相對正常所致。

生黃耆、石韋各15克，玉米鬚、白茅根各30克，丹參9克。水煎服。尿蛋白多者，加黨參9～15克，蟬蛻6～9克，土茯苓15～20克；尿中紅血球多者，加金錢草15～30克，車前草15～30克，金銀花、蒲公英各9～15克；水腫甚者，加茯苓、薏仁各15～30克；舌苔白厚膩者，加藿香、佩蘭各6～9克；苔黃厚膩者，加茵陳、龍膽草各6克，全瓜蔞9～15克；水腫消退後出現陰虛者，可加女貞子、知母、山茱萸、枸杞各6～9克；血白血球增多者，加金銀花、蒲公英各9～15克；血白血球減少者，加當歸、阿膠（烊化）各6～9克，黃精9克，雞血藤9～15克；血中膽固醇持續增高不降者，加決明子10～15克，何首烏10克。

此外，用於各期、各型腎病的雷公藤多苷片，1～1.5毫克／（公

斤‧天），分3次口服。用於陰陽俱虛的強腎片，每片0.3克，每次2～3片，每日3次；用於腎病恢復期之滋補肝腎丸，每次3克，每日3次；用於腎病之寒濕困脾證的腎炎水腫片，每次2片，每日2～3次；用於腎病腎功能不全尿毒症的尿毒清沖劑，每次3～9克，每日2～3次；用於腎病水腫、蛋白尿、高血脂症的玉米鬚60克，水煎，分次服；用於腎病脾虛兼血瘀、濕熱的黃耆30～60克，益母草15～30克，白茅根30～60克，紅棗10枚，水煎，每日1劑，分2次服。

第二節
腎性男科病的中醫療法

陽痿了，如何在養腎中讓身體復元？遺精了，如何透過對腎的護養讓身體健康不再「流逝」？早洩了，又如何能在補腎氣、固腎精中享受持久「性」福？男人疾病，看似不咳嗽、不發熱，還不耽誤上班，但讓身陷其中的男性苦不堪言。以健康為著力點，從膳食、經穴角度為你找回健康，也找回尊嚴。

陽痿

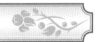

陽痿是指在性交時陰莖不能勃起或舉而不堅，不能進行性交的一種性功能障礙病發現象。多指年輕人男子，由於虛損、驚恐或濕熱等原因，致使宗筋弛縱，引起陰莖萎軟不舉，或臨房舉而不堅的病症。《靈樞・邪氣臟腑病形》稱陽痿為「陰痿」。《景嶽全書・陽痿》說「陰痿者，陽不舉也」，指出陰痿即是陽痿。

從中醫的角度來看，引起陽痿的原因不同，其表現症狀也不相同。陽痿若以恐懼傷腎為因者，常兼見膽怯多疑、心悸易驚、精神苦悶、寐不安寧、苔薄膩、脈弦細等；陽痿若以肝鬱不舒為因者，常兼見情緒憂鬱、煩躁易怒、胸脇脹悶、苔薄脈弦等；陽痿若以命門火衰為因者，常兼見頭暈耳鳴、面色蒼白、畏寒肢冷、精神委靡、腰膝痠軟、精薄清冷、舌淡苔白、脈沉細等；陽痿若以心脾受損為因者，常兼見精神不振、面色不華、夜不安寐、胃納不佳、苔薄膩、脈弦細等；陽痿若以濕熱下注為因者，常兼見陰囊潮濕、臊臭、下肢酸困、小便黃赤、苔黃膩、脈濡數等。

藥膳療法

薏仁紅豆湯

　　薏仁、綠豆、紅豆各30克。將薏仁、綠豆、紅豆分別洗淨，置鍋中，加清水1000CC，大火煮開5分鐘，改小火煮30分鐘，分次食用。本品有清熱利濕之功效。適用於濕熱下注型陽痿，伴口乾口苦、小便短赤、陰部濕癢者。

海參炒黃魚片

　　海參30克，黃魚1條。海參發好，黃魚去內雜洗淨切片，同炒，加酒、薑、鹽調味食用。本品有補脾腎、填精壯陽之功效。海參補腎益精，黃魚又名石首魚，益氣填精。二者合用，適用於腎陽不足型陽痿患者。

蟲草燉鴨

　　雄鴨1隻（1000克），冬蟲夏草10克，作料少許。雄鴨去毛及內臟洗淨，放砂鍋內加冬蟲夏草、食鹽、蔥、薑調料少許，加水以小火煨燉，熟爛即可。本品具有滋陰補腎之功效。鴨肉性味甘涼，有滋陰補腎作用；冬蟲夏草補肺益腎，適用於腎虛陰虧陽痿早洩患者。

經穴療法

　　取神闕穴、氣海穴、關元穴、脾俞穴和腎俞穴。平躺，用掌按揉法按揉神闕穴5分鐘，力道以感到痠痛為宜；平躺，用中指按法按氣海、關元穴各2分鐘，以感覺到微熱為宜；俯臥，用三指按揉法按揉脾俞穴、腎俞穴各2分鐘，力道以感到痠痛為宜。可對陽痿產生很好的調治效果。

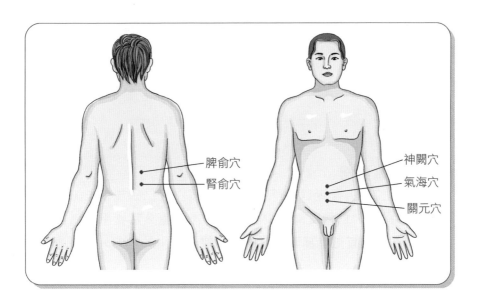

脾俞穴
腎俞穴
神闕穴
氣海穴
關元穴

遺精

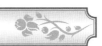

　　遺精是指不因性交而精液自行泄出的現象，屬於男性性功能障礙性疾病。夢遺、滑精是遺精輕重不同的兩種症候。有夢而遺者名為「夢遺」，無夢而遺，甚至清醒時精液自行滑出者為「滑精」。通常情況下，年輕人半月一次，中年人一月一次，這是生理上常有的現象，不能說它是病；若一週有數次之多或性交無力、滑流不禁者則屬病態。

　　中醫認為，遺精多由腎虛精關不固，或心腎不交，或濕熱下注所致。腎藏精，宜封固不宜外泄。凡勞心太過，鬱怒傷肝，恣情縱欲，嗜食醇酒厚味，均可影響腎的封藏而遺精。

　　古方「威喜丸」，是用於「治丈夫元陽虛憊，腎氣不固，夢寐頻泄」之證，僅用白茯苓一味為末，熔黃蠟為丸吞服。白茯苓性平，味甘淡，能補腎，凡遺精之人，無論虛實，皆宜食用。還有一種炒食鹽敷臍法，簡便易行：用食鹽500克（粗鹽最好），上火炒熱後，用布

包裹，熱敷臍部。可治腎陽不足、腎氣虧虛等導致的遺精。需要注意的是，一旦發現局部發癢、發紅、起皮疹等現象，應立即停止使用此法。

藥膳療法

白果雞蛋羹

白果仁2枚，雞蛋1個，精鹽少許。將白果仁研為細末，放入碗內，打入雞蛋，加鹽及清水少許，調勻後上籠蒸熟食用。每日早晚各1劑。本品具有滋陰補腎、澀精之功效。適用於陰虛火旺型遺精患者。

芡實燉老鴨

老鴨250克，芡實30克，陳皮3克。選鮮老鴨，割去油脂，洗淨，斬塊，下油鍋略爆黃，備用；芡實、陳皮洗淨。把全部用料放入鍋內，加清水適量，大火煮沸後，小火燉2～3小時，加鹽調味即可食用。適用於陰虛火旺型遺精患者。

羊肉番茄湯

羊肉500克，番茄100克，馬鈴薯250克，胡蘿蔔50克，白菜150克，蔥白、胡椒、細鹽、花生油、香菜末各適量。將羊肉洗淨，整塊放入鍋內，加水煮至五成熟撈出，切成小方塊；馬鈴薯去皮切片，番茄去皮切塊，蔥白切小段，白菜斜切成塊，胡蘿蔔切成小方塊。同放入鍋中，加入羊肉湯煮熟後，加入胡椒粉、細鹽、花生油、香菜末調味即可。飲湯、吃羊肉，每日1料。本品具有溫中暖腎、益氣補血之功效，適用於腎陽虛型的遺精患者。

百合芡實湯

百合30克，芡實50克，糖適量。將百合、芡實加水煮熟，加糖調

味，隨量服用。本品養心安神，補腎固精，適用於遺精患者。

經穴療法

取印堂穴、神庭穴、百會穴、攢竹穴、風池穴。取坐位，用雙手拇指橈側緣交替推印堂至神庭穴30次；用拇指指腹按揉百會穴100次，力道以感覺痠脹為佳；用食指指腹按摩攢竹穴，反覆按摩30次；用拇指和食指按揉風池穴1分鐘，力道以感到痠痛感為宜。此法對腎性遺精能產生保健、預防和調治的作用。

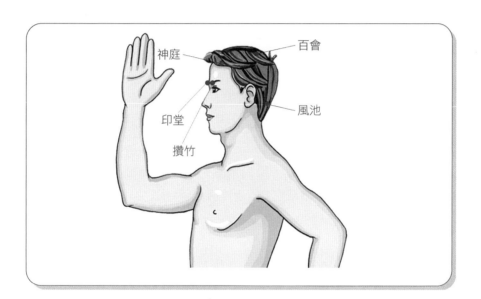

早洩

早洩是指射精發生在陰莖進入陰道之前，或進入陰道中時間較短，在女性尚未達到性高潮，提早射精而出現的性交不和諧現象。射精時間的長短沒有統一的標準，一般為2～6分鐘，但更短的時間內射精亦屬正常範圍，只要雙方感到滿足就是成功，不能以時間長短來做

衡量的標準。

早洩就其分類來看，分為器質性（疾病引起）和非器質性（心理性、習慣性，及因包皮過長等正常原因引發的射精過快現象）。導致早洩的原因主要可以分為心理和生理兩大部分，從治療角度來說，單獨心理和生理方面來治療早洩，還很難實現。不過最新研究發現，延時訓練法卻能同時從心理和生理方面根除早洩。

中醫認為，早洩以虛證為多。陰虛火亢證表現為手足心熱、腰膝痠軟、陰莖易勃、交媾迫切、夜寐易醒等；腎氣不固證表現為體弱畏寒、小便清長、夜尿多、陰莖勃起不堅等。中醫藥調理對於治療早洩發揮關鍵作用，鐵靈芝、韭杞茶、枸杞等中藥可以從根本上解決腎氣不足，稟賦素弱，可以補精強腎，疏肝柔筋。

藥膳療法

🍚 芡實粉粥

芡實粉60克，白米90克，用白米煮粥，半熟時加入芡實粉，調勻成粥，早餐食。有補腎澀精之功，用於腎氣虛損之早洩、遺精。

🍚 黃耆粥

黃耆30克，白米50克。先用水煮黃耆取汁去滓，再用藥汁煮米成粥，早餐食用。有健脾益氣之功，用於脾虛氣虧之早洩。

經穴療法

取神闕穴、氣海穴、關元穴、中極穴、腎俞穴、命門穴、合谷穴、三陰交穴和太溪穴。取坐位，先用兩掌同時按揉兩側腰骶部，時間約5分鐘。再用兩拇指按揉腎俞、命門穴，各1～2分鐘，以透熱為準；取坐位，先用右拇指按揉左側合谷穴1分鐘，後用左拇指按揉右側合谷穴1分鐘。再用拇指按揉兩側三陰交、太溪穴各1～2分鐘。然後用掌按揉兩側大腿、小腿的內側，時間約5分鐘。之後，取仰臥

位，先用右（或左）掌根揉神闕穴，以臍下有溫熱感為準。再用掌摩法摩小腹部，時間約5分鐘。然後用拇指按揉氣海、關元、中極穴各1～2分鐘。

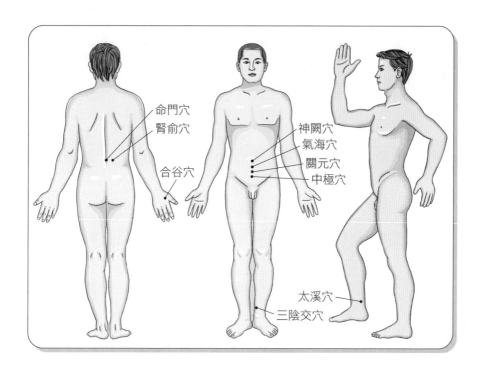

健康養生小百科好書推薦

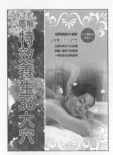

圖解特效養生36大穴
NT：300（附DVD）

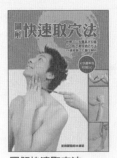

圖解快速取穴法
NT：300（附DVD）

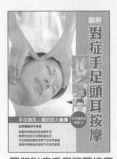

圖解對症手足頭耳按摩
NT：300（附DVD）

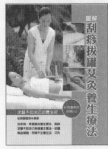

圖解刮痧拔罐艾灸
養生療法
NT：300（附DVD）

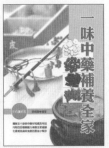

一味中藥補養全家
NT：280

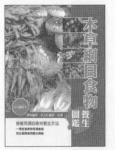

本草綱目食物養生圖鑑
NT：300

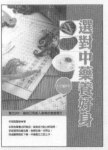

選對中藥養好身
NT：300

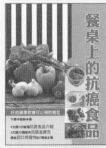

餐桌上的抗癌食品
NT：280

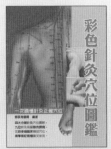

彩色針灸穴位圖鑑
NT：280

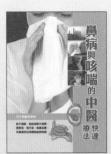

鼻病與咳喘的中醫
快速療法
NT：300

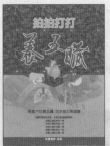

拍拍打打養五臟
NT：300

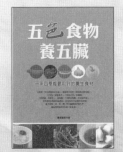

五色食物養五臟
NT：280

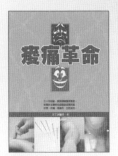

瘭痛革命
NT：300

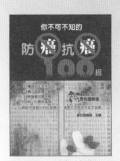

你不可不知的防癌
抗癌100招
NT：300

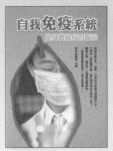

自我免疫系統是身體
最好的醫院
NT：270

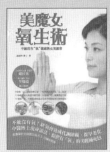

美魔女氧生術
NT：280

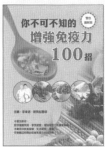

你不可不知的增強
免疫力100招
NT：280

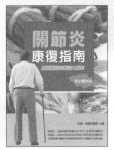

節炎康復指南
NT：270

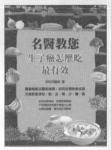

名醫教您：
生了癌怎麼吃最有效
NT：260

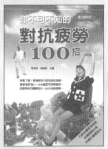

你不可不知的對抗疲勞
100招
NT：280

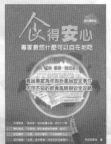

食得安心：專家教您什
麼可以自在地吃
NT：260

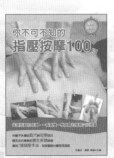

你不可不知的指壓
按摩100招
NT：280

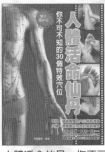

人體活命仙丹：你不可
不知的30個特效穴位
NT：280

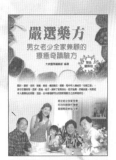

嚴選藥方：男女老少全
家兼顧的療癒奇蹟驗方
NT：280

國家圖書館出版品預行編目資料

養腎補腎嚴選治療：中醫圖解,快速顧好生命之
源 / 牛林敬、土一康作. -- 初版. -- 新北市：
華志文化, 2014.10
面；　公分. --（健康養生小百科；28）

ISBN 978-986-5936-94-5（平裝）

1. 中醫　2. 腎臟　3. 健康法

413.345　　　　　　　　　　　　　103016999

系列／健康養生小百科 0 2 8

書名／養腎補腎嚴選治療：中醫圖解，快速顧好生命之源

作　　者	牛林敬、土一康醫師
執行編輯	林雅婷
美術編輯	簡郁庭
封面設計	黃雲華
文字校對	陳麗鳳
企劃執行	康敏才
總　編　輯	黃志中
社　　長	楊凱翔
出　版　者	華志文化事業有限公司
電子信箱	huachihbook@yahoo.com.tw
排版印刷	辰皓國際出版製作有限公司
地　　址	116 台北市興隆路四段九十六巷三弄六號四樓
電　　話	02-22341779

總經銷商	旭昇圖書有限公司
地　　址	235 新北市中和區中山路二段三五二號二樓
電　　話	02-22451480
傳　　真	02-22451479
郵政劃撥	戶名：旭昇圖書有限公司（帳號：12935041）
電子信箱	s1686688@ms31.hinet.net

出版日期　西元二○一四年十月初版第一刷
售　　價　二八○元

版權所有　禁止翻印

Printed in Taiwan

本書由河北科學技術出版社獨家授權台灣華志出版

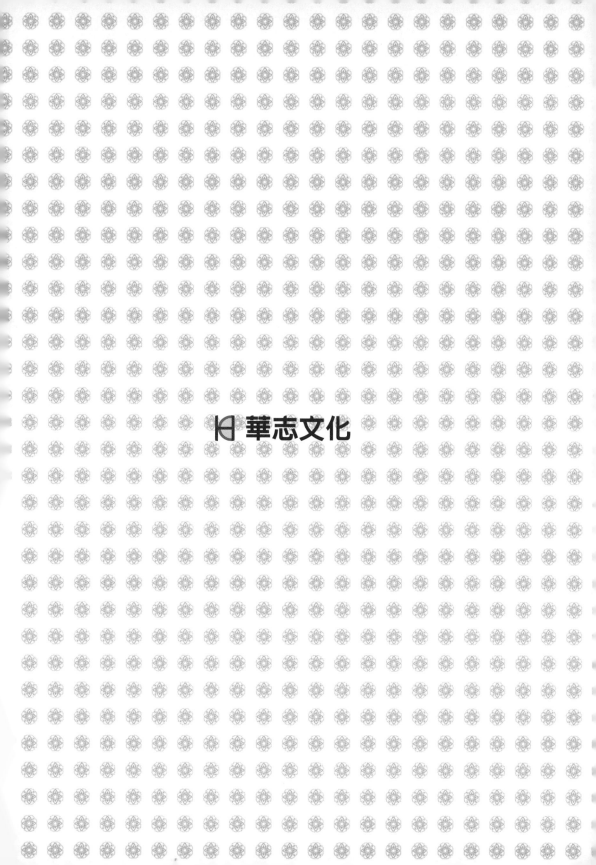
華志文化

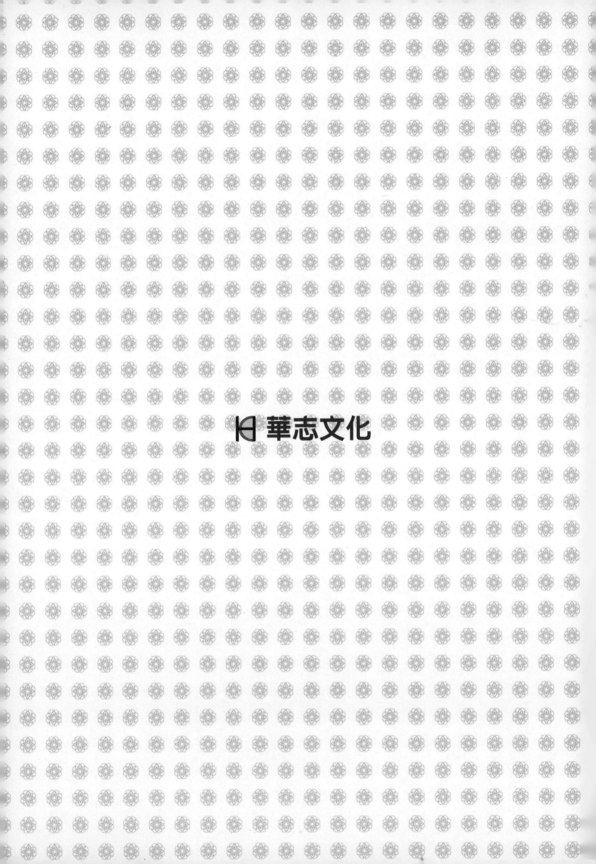

華志文化